ケロイド・肥厚性瘢痕
診断・治療指針 2018

Japan Scar Workshop Consensus Document 2018
for Diagnosis and Treatment of Keloids and Hypertrophic Scars

編集

瘢痕・ケロイド治療研究会

全日本病院出版会

序

　ケロイド・肥厚性瘢痕の診療では，疾患概念の理解に基づいた診断および治療の指針が長い間求められてきました．もとの傷の範囲を超えて広がっていくケロイドと，時間経過と共に改善傾向のある肥厚性瘢痕，それらの分子生物学的差異は完全には解明されていないのが現状です．動物モデルの作成が困難であることが1つの要因ですが，診断からして困難なケロイド・肥厚性瘢痕の治療がさらに困難であることは明白です．このように診断も治療も漠然としてきたため，各主治医が独自の見解と経験から診断・治療を行ってきたのが現状です．

　このような混沌とした状況を打破するため，瘢痕・ケロイド治療研究会では，客観的な診断を目的としたツール，Japan Scar Workshop Scar Scale（JSS）の作成に取り組んできました．このJSSでは患者個人や罹患部位のリスクファクターを点数化し，診断に慣れていない医師でも容易に点数化して，重症度を判断できるように工夫されています．2011年にJSS 2011が，2015年には改訂版であるJSS 2015が発表されました．

　さらに瘢痕・ケロイド治療研究会では，治療指針の作成にも取り組むために委員会を立ち上げ，種々の分野の外部専門家の先生方にも御協力いただき，本コンセンサスドキュメントを作成してきました．ケロイド・肥厚性瘢痕診療においては，まだ明確な文献エビデンスレベルや推奨グレードを示すには至っていないのが現状でありますが，専門家のコンセンサスをまとめ，診断・治療に慣れていない医師にも十分にわかりやすい内容が記載されています．また，このコンセンサスドキュメントでは現状でまだわかっていないことも理解できるため，さらに高いエビデンスを得られる臨床研究を計画するのにも役立つと確信します．

　本コンセンサスドキュメントは，基礎研究ならびに診療の進歩に伴い常に刷新されるべきものです．今後の改訂に向けて，ケロイド・肥厚性瘢痕の診療に携わる多くの専門家からご意見をいただき，ケロイド・肥厚性瘢痕で悩む患者さんに貢献できるよう全力を尽くして参りたいと思っております．

　最後に，本コンセンサスドキュメント作成に携わっていただいた委員と外部専門家の先生方に心より感謝申し上げます．

2018年6月

日本医科大学形成外科学教室　主任教授
瘢痕・ケロイド治療研究会　代表
小川　令

瘢痕・ケロイド治療研究会　診断・治療指針作成委員会

委員長

| 小川　令 | 日本医科大学形成外科学教室，主任教授 |

副委員長

| 秋田定伯 | 福岡大学寄付研究連携形成外科学・創傷治癒学講座，教授 |

委員（五十音順）

赤石諭史	日本医科大学形成外科学教室，准教授
荒牧典子	慶應義塾大学医学部形成外科学教室，専任講師
岡部圭介	慶應義塾大学医学部形成外科学教室，専任講師
河野太郎	東海大学医学部外科学系形成外科学，准教授
清水史明	大分大学医学部附属病院形成外科，診療教授
林　利彦	北海道大学大学院歯学研究院口腔顎顔面外科，准教授／北海道大学病院形成外科，客員臨床教授
土佐泰祥	昭和大学形成外科学教室，准教授
長尾宗朝	岩手医科大学形成外科学講座，講師
宗内　巖	大阪府済生会中津病院形成外科，部長
村尾尚規	北海道大学大学院医学研究院形成外科学教室，助教
山脇聖子	福井赤十字病院形成外科，部長

外部専門家（五十音順）

安齋眞一	日本医科大学武蔵小杉病院皮膚科・皮膚病理診断室，教授
稲津教久	帝京平成大学薬学部・薬学教育研究センター，教授
かづきれいこ	REIKO KAZKI，主宰／日本医科大学形成外科学教室，非常勤講師
加茂登志子	若松町こころとひふのクリニック，PCIT 研修センター長
栗林茂彦	日本医科大学付属病院放射線治療科，病院講師

（2018 年 6 月現在）

Contents

I 診断アルゴリズム
1. ケロイド・肥厚性瘢痕の診断アルゴリズム ... *1*
2. ケロイド・肥厚性瘢痕と外観が類似している良性腫瘍の鑑別診断 ... *2*
3. ケロイド・肥厚性瘢痕と外観が類似している悪性腫瘍の鑑別診断 ... *3*
4. ケロイド・肥厚性瘢痕の臨床診断 ... *4*
5. ケロイド・肥厚性瘢痕の病理診断 ... *6*
6. ケロイド・肥厚性瘢痕の画像診断 ... *7*

◆ JSW Scar Scale(JSS) 2015 ... *11*

II 治療アルゴリズム
1. 一般施設での加療 ... *19*
2. 専門施設での加療 ... *21*

III 治療法各論
1. 副腎皮質ホルモン剤(テープ) ... *24*
2. 副腎皮質ホルモン剤(注射) ... *26*
3. その他外用剤(副腎皮質ホルモン剤,非ステロイド系抗炎症剤,ヘパリン類似物質,シリコーンジェル・クリーム) ... *30*
4. 内服薬(トラニラスト,柴苓湯) ... *32*
5. 安静・固定療法(テープ,ジェルシート) ... *34*
6. 圧迫療法(包帯,サポーター,ガーメントなど) ... *36*
7. 手術(単純縫合) ... *38*
8. 手術(くり抜き法,部分切除術) ... *40*
9. 手術(Z形成術) ... *42*
10. 手術(植皮,皮弁) ... *44*

ケロイド・肥厚性瘢痕 診断・治療指針 2018
Japan Scar Workshop Consensus Document 2018
for Diagnosis and Treatment of Keloids and Hypertrophic Scars

- 11. 術後放射線治療 ... *46*
- 12. 放射線単独治療 ... *48*
- 13. レーザー治療 ... *50*
- 14. メイクアップ治療 ... *54*
- 15. 精神的ケア ... *56*
- 16. その他 ... *58*
    - A. 凍結療法（保険適用外） *58*
    - B. 5-FU 療法（保険適用外） *58*
    - C. ボツリヌス毒素療法（保険適用外） *59*
    - D. 脂肪注入療法（保険適用外） *59*

Ⅳ 部位別治療指針

- 1. 耳介軟骨部 ... *62*
- 2. 耳介耳垂部 ... *64*
- 3. 下顎部 ... *66*
- 4. 前胸部（正中切開） ... *68*
- 5. 前胸部（その他） ... *70*
- 6. 上腕部 ... *74*
- 7. 肩甲部 ... *76*
- 8. 関節部（手・肘・膝・足） ... *80*
- 9. 腹部（正中切開） ... *82*
- 10. 腹部（その他） ... *86*
- 11. 恥骨上部 ... *88*
- 12. その他 ... *90*

Key Word Index ... *92*

ケロイド・肥厚性瘢痕 診断・治療指針 2018
Japan Scar Workshop Consensus Document 2018
for Diagnosis and Treatment of Keloids and Hypertrophic Scars

I 診断アルゴリズム

I 診断アルゴリズム

1 ケロイド・肥厚性瘢痕の診断アルゴリズム

- ケロイド・肥厚性瘢痕・成熟瘢痕と外観が類似する良性腫瘍・悪性腫瘍を鑑別する[1].

- JSW Scar Scale(JSS) 2015[2]の分類表により,ケロイド的性質が強いか,肥厚性瘢痕的性質が強いかを判断する.

- 肥厚性瘢痕的性質が強いと思われるもの(JSS 分類表 15 点以下)は,治療に反応する可能性が高く,一般施設での加療でよい.
- ケロイド的性質が強いと思われるもの(JSS 分類表 16 点以上)は,治療に抵抗する可能性があり,専門施設での加療が望ましい.

＊専門施設とは,ケロイド・肥厚性瘢痕を積極的かつ専門的に治療することのできる施設全般を指す.

参考文献

1) Ogawa R, Akaishi S, Hyakusoku H. Differential and exclusive diagnosis of diseases that resemble keloids and hypertrophic scars. Ann Plast Surg **62**(6):660-664:2009.
2) Ogawa R, Akaishi S, Akita S, et al:JSW Scar Scale Working Group. Japan Scar Workshop(JSW)Scar Scale 2015.
   Available online at;http://www.scar-keloid.com/pdf/JSW_Scar_Scale_2015_JP.pdf

I 診断アルゴリズム

2 ケロイド・肥厚性瘢痕と外観が類似している良性腫瘍の鑑別診断

- 外観や発症機転などから他の良性皮膚疾患を疑った場合は，全摘生検を兼ねた全摘切除，あるいは部分生検を行うとよい．
- 外観がケロイド・肥厚性瘢痕と類似する良性腫瘍として，偽リンパ腫（良性皮膚リンパ球腫）（図1），皮膚混合腫瘍（図2），黄色肉芽腫（図3）や皮膚平滑筋腫，皮膚線維腫などがある．

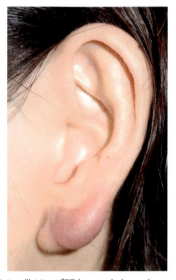

図1 偽リンパ腫(pseudolymphoma)

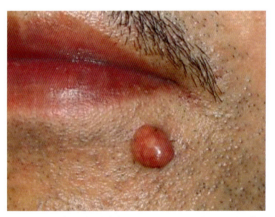

図2 皮膚混合腫瘍(mixed tumor of the skin)

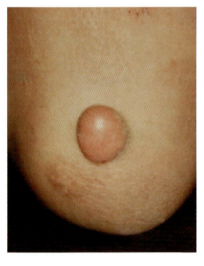

図3 黄色肉芽腫 (xanthogranuloma)

I 診断アルゴリズム

3 ケロイド・肥厚性瘢痕と外観が類似している悪性腫瘍の鑑別診断

- 外観や発症機転，増大速度などから悪性の皮膚疾患を疑った場合は，部分生検や全摘生検を行うべきである．
- 外観がケロイド・肥厚性瘢痕と類似する悪性腫瘍として，隆起性皮膚線維肉腫（図4）や有棘細胞癌（図5），無色素性悪性黒色腫などがある．

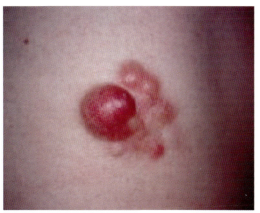

図4　隆起性皮膚線維肉腫（dermatofibrosarcoma protuberans；DFSP）

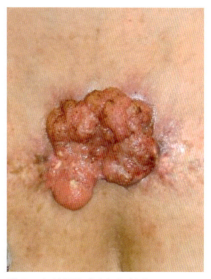

図5　有棘細胞癌（瘢痕癌）（squamous cell carcinoma；SCC）

Ⅰ 診断アルゴリズム

4 ケロイド・肥厚性瘢痕の臨床診断

- 一般的に，肥厚性瘢痕は傷の範囲を超えない，ケロイドは傷の範囲を超えて増大する，と考えられる[1]．しかし実際は図6〜8のように中間的病変が多々あり，典型的なものを除いて外観により明確に区別することは困難である[2]．
- 肥厚性瘢痕とケロイドは炎症の強さ・持続時間の違いにより外観が異なっている可能性があり，同一病態である可能性もある[2,3]．
- 肥厚性瘢痕とケロイドを明確に区別するバイオマーカーは未だ発見されていない．ただし，その可能性を探る研究は多数報告されている[4]．
- JSW Scar Scale（JSS）2015[5]による点数において，15点以下となるものは肥厚性瘢痕的性質が強く治療に反応しやすい，16点以上となるものはケロイド的性質が強く治療に抵抗する傾向があると考えられる．臨床的にJSS 2015を使ったグレード分類が現実に即している．
- ケロイド・肥厚性瘢痕は妊娠で悪化することが知られており[6,7]，また高血圧で悪化することも示されている[8]．血中のIL-6をはじめとする炎症性サイトカインの増加でも悪化する[9]．
- 一方，偽閉経療法でケロイド・肥厚性瘢痕が改善することが経験的に知られている．
- 局所への運動負荷はケロイド・肥厚性瘢痕を悪化させる[10]．ケロイド・肥厚性瘢痕は張力のかかる方向に増大する傾向がある[3,10]．肉体労働者やスポーツ選手などでは難治となる傾向があり，治療期間も延長する．

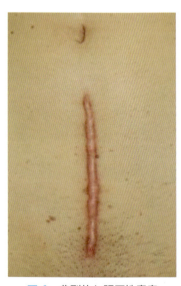

図6　典型的な肥厚性瘢痕

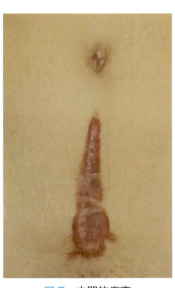

図7　中間的病変

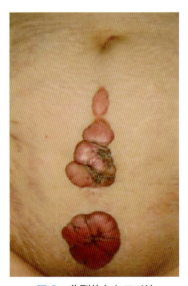

図8　典型的なケロイド

参考文献

1) Mustoe TA, Cooter RD, Gold MH, et al ; International Advisory Panel on Scar Management. International clinical recommendations on scar management. Plast Reconstr Surg **110**(2) : 560-571 ; 2002.
2) Huang C, Akaishi S, Hyakusoku H, et al. Are keloid and hypertrophic scar different forms of the same disorder? A fibroproliferative skin disorder hypothesis based on keloid findings. Int Wound J **11**(5) : 517-522 ; 2014.
3) Ogawa R. Keloid and hypertrophic scars are the result of chronic inflammation in the reticular dermis. Int J Mol Sci **18**(3) : pii : E606 ; 2017.
4) Bagabir RA, Syed F, Shenjere P, et al. Identification of a potential molecular diagnostic biomarker in keloid disease : Syndecan-1(CD138)is overexpressed in keloid scar tissue. J Invest Dermatol **136**(11) : 2319-2323 ; 2016.
5) Ogawa R, Akaishi S, Akita S, et al ; JSW Scar Scale Working Group. Japan Scar Workshop(JSW)Scar Scale 2015.
Available online at ; http://www.scar-keloid.com/pdf/JSW_Scar_Scale_2015_JP.pdf
6) Moustafa MF, Abdel-Fattah MA, Abdel-Fattah DC. Presumptive evidence of the effect of pregnancy estrogens on keloid growth. Case report. Plast Reconstr Surg **56**(4) : 450-453 ; 1975.
7) Park TH, Chang CH. Keloid recurrence in pregnancy. Aesthetic Plast Surg **36**(5) : 1271-1272 ; 2012.
8) Arima J, Huang C, Rosner B, et al. Hypertension : a systemic key to understanding local keloid severity. Wound Repair Regen **23**(2) : 213-221 ; 2015.
9) Quong WL, Kozai Y, Ogawa R. A case of keloids complicated by Castleman's disease : Interleukin-6 as a keloid risk factor. Plast Reconstr Surg Glob Open **5**(5) : e1336 ; 2017.
10) Akaishi S, Akimoto M, Ogawa R, et al. The relationship between keloid growth pattern and stretching tension : visual analysis using the finite element method. Ann Plast Surg **60**(4) : 445-451 ; 2008.

I 診断アルゴリズム

5 ケロイド・肥厚性瘢痕の病理診断

- 肥厚性瘢痕・ケロイドともに，表皮および真皮乳頭層はほぼ正常構造を保っている．
- 肥厚性瘢痕は真皮の結節状の病変で，増加した膠原線維が束状になって種々の方向に走行している（真皮結節；dermal nodule）．ケロイドでは病変内に均一に染色される太い膠原線維（keloidal collagen または hyalinized collagen）が混在する[1)2)]．
- 病理組織学的に両者の鑑別は，keloidal collagen の多寡によるが，両者の間の明確な線引きは困難であり，臨床診断と病理診断は一致しないことがある[3)]．
- 増大傾向のある典型的なケロイドの場合，健常皮膚との境界部の真皮に強い炎症所見がある．
- 瘙痒が強く，搔破されているケロイド・肥厚性瘢痕組織では，角質の肥厚や真皮浅層の炎症所見を伴うことがある．

参考文献

1) Lee JY, Yang CC, Chao SC, et al. Histopathological differential diagnosis of keloid and hypertrophic scar. Am J Dermatopathol **26**(5)：379-384：2004.
2) Huang C, Murphy GF, Akaishi S, et al. Keloids and hypertrophic scars：update and future directions. Plast Reconstr Surg Glob Open **1**(4)：e25：2013.
3) Ogawa R. Keloid and hypertrophic scars are the result of chronic inflammation in the reticular dermis. Int J Mol Sci **18**(3)：pii：E606：2017.

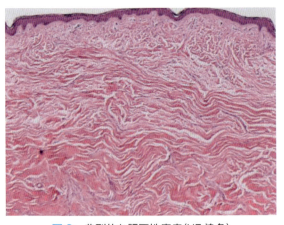

図9　典型的な肥厚性瘢痕（HE 染色）

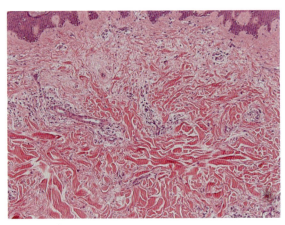

図10　典型的なケロイド（HE 染色）

Ⅰ 診断アルゴリズム

6 ケロイド・肥厚性瘢痕の画像診断

- ケロイド・肥厚性瘢痕の診断は視診・触診でおおよそ可能である．他の良性腫瘍・悪性腫瘍などを疑う場合は，超音波，CT や MRI などの画像診断が参考になり，さらに切除生検による病理診断が確定診断となる[1]．
- しかし超音波や超音波エラストグラフィーなど非侵襲的な画像診断において，ケロイド・肥厚性瘢痕の瘢痕の硬さや性質を知ることができるため，超音波や超音波エラストグラフィーによる画像診断を行ってもよい[2〜4]．
- さらに，超音波は外来で経時的に改善度を評価することが可能である[2〜4]．
- 超音波を用いた場合，ケロイド・肥厚性瘢痕は，周囲真皮と比較して低エコー域として描出されるが，内部は不均一であることが多い．
- 超音波エラストグラフィーを用いた場合，ケロイド・肥厚性瘢痕は，周囲の組織より硬い領域として描出される[2〜4]．
- 現段階では，画像診断を他の類似した良性腫瘍との鑑別，あるいはケロイド・肥厚性瘢痕の区別に使用することは難しい．

参考文献

1) Ogawa R, Akaishi S, Hyakusoku H. Differential and exclusive diagnosis of diseases that resemble keloids and hypertrophic scars. Ann Plast Surg **62**(6)：660-664；2009.
2) 岡部圭介，荒牧典子，山田祥岳ほか．超音波診断装置を用いた組織硬度測定によるケロイド治療効果判定の試み．瘢痕・ケロイド **8**：49-52；2014.
3) 綾 梨乃，山脇聖子，内藤素子ほか．【ケロイド・肥厚性瘢痕の治療―我が施設（私）のこだわり―】＜保存的治療編＞ケロイド・肥厚性瘢痕の保存的治療とエコーによる評価．PEPARS **117**：8-12；2016.
4) Aya R, Yamawaki S, Yoshikawa K, et al. The shear wave velocity on elastography correlates with the clinical symptoms and histopathological features of keloids. Plast Reconstr Surg Glob Open **3**(7)：e464；2015.

ケロイド・肥厚性瘢痕 診断・治療指針 2018
Japan Scar Workshop Consensus Document 2018
for Diagnosis and Treatment of Keloids and Hypertrophic Scars

 JSW Scar Scale(JSS) 2015

JSW Scar Scale (JSS) 2015（ケロイド・肥厚性瘢痕 分類・評価表）

分類（グレード判定，治療指針決定用）			評価（治療効果判定，経過観察用）				
リスク因子			**硬　結**				
1. 人　種	黒色系人種 その他 白色系人種	2 1 0	0：な　し	1：軽　度	2：中等度	3：高　度	
			隆起（JSS 参照写真 5）				
2. 家族性	あり なし	1 0	0：な　し	1：軽　度	2：中等度	3：高　度	
			瘢痕の赤さ（JSS 参照写真 6）				
3. 数	多発 単発	2 0	0：な　し	1：軽　度	2：中等度	3：高　度	
			周囲発赤浸潤（JSS 参照写真 7）				
4. 部　位	前胸部，肩-肩甲部，恥骨上部 その他	2 0	0：な　し	1：軽　度	2：中等度	3：高　度	
			自発痛・圧痛				
5. 発症年齢	0～30 歳 31～60 歳 61 歳～	2 1 0	0：な　し	1：軽　度	2：中等度	3：高　度	
			瘙　痒				
6. 原　因	不明もしくは微細な傷（痤瘡や虫刺され） 手術を含むある程度の大きさの傷	3 0	0：な　し	1：軽　度	2：中等度	3：高　度	
			合計 0～18 点				
現　症							
7. 大きさ（最大径×最小径 cm^2）	20 cm^2 以上 20 cm^2 未満	1 0					
8. 垂直増大傾向（隆起） JSS 参照写真 1	あり なし	2 0					
9. 水平拡大傾向 JSS 参照写真 2	あり なし	3 0					
10. 形　状 JSS 参照写真 3	不整形あり その他	3 0					
11. 周囲発赤浸潤 JSS 参照写真 4	あり なし	2 0					
12. 自覚症状（疼痛・掻痒など）	常にあり 間欠的 なし	2 1 0					
		合計 0～25 点					

<備考>
- **軽　度**：症状が面積の 1/3 以下にある，または症状が間欠的なもの
- **高　度**：症状がほぼ全体にある，または症状が持続するもの
- **中等度**：軽度でも高度でもないもの

<参考>
- 0～ 5 点：正常瘢痕的性質（治療抵抗性：低リスク）
- 6～15 点：肥厚性瘢痕的性質（治療抵抗性：中リスク）
- 16～25 点：ケロイド的性質（治療抵抗性：高リスク）

＊判定は初診時に行う（すでに治療が行われている場合，問診を参考にし，治療前の症状を可能な限り評価する）
＊範囲の大きいものでは，症状が最も強い部分を評価する
＊複数あるものでは，それぞれにつき，4～12 を個別に評価する（1～3 は共通）

小川　令，赤石諭史，秋田定伯，岡部圭介，清水史明，須永　中，土佐泰祥，長尾宗朝，村尾尚規，山脇聖子；瘢痕・ケロイド治療研究会 ケロイド・肥厚性瘢痕 分類・評価ワーキンググループ．JSW Scar Scale.
Available online at：http://www.scar-keloid.com/index.html

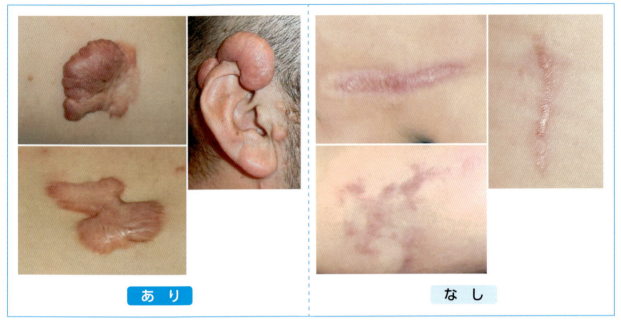

JSS 参照写真 1　垂直増大傾向（隆起）

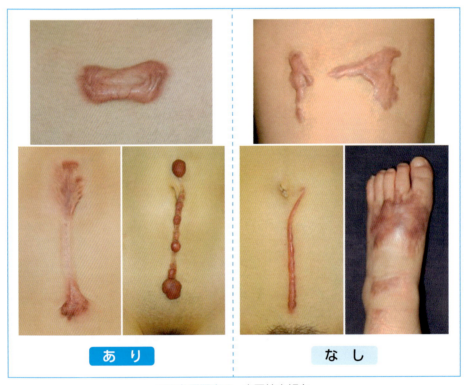

JSS 参照写真 2　水平拡大傾向

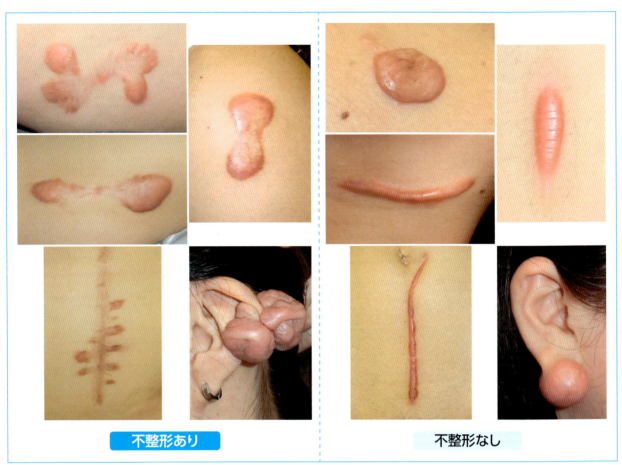

JSS 参照写真 3　形状

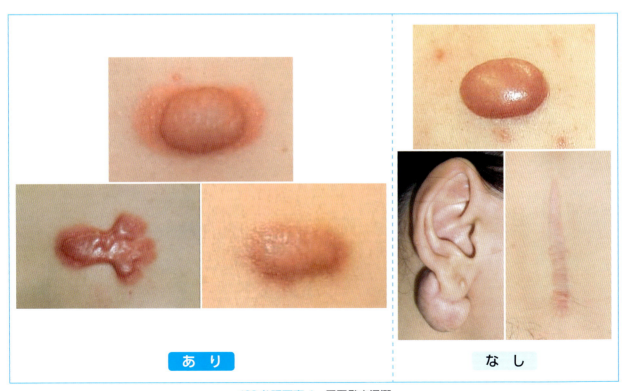

JSS 参照写真 4　周囲発赤浸潤

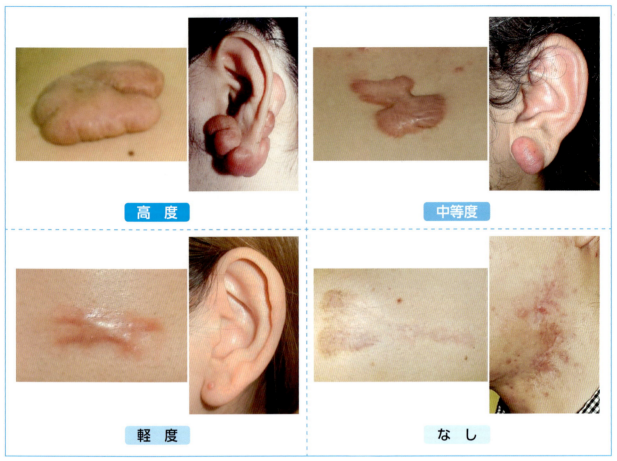
JSS 参照写真 5　隆起

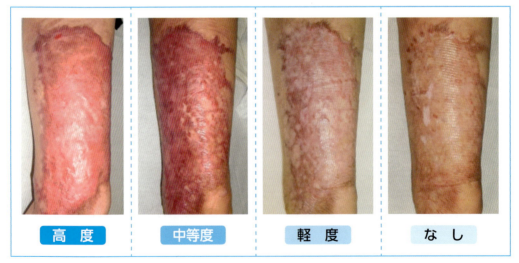
JSS 参照写真 6　瘢痕の赤さ

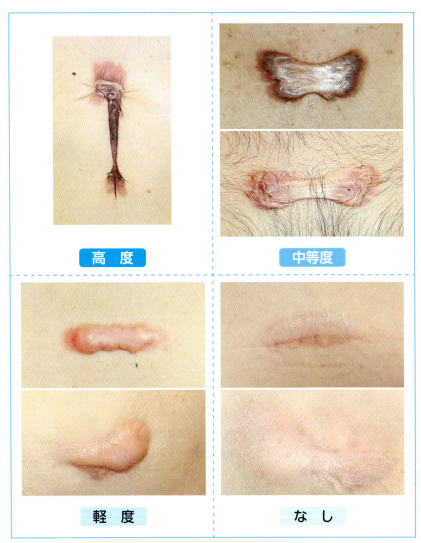

JSS 参照写真 7　周囲発赤浸潤

ケロイド・肥厚性瘢痕 診断・治療指針 2018
Japan Scar Workshop Consensus Document 2018
for Diagnosis and Treatment of Keloids and Hypertrophic Scars

II 治療アルゴリズム

II 治療アルゴリズム

1 一般施設での加療

- ケロイド・肥厚性瘢痕の診断をした上で，小児に対しては，副腎皮質ホルモンテープ剤の治療を，成人に対しては，下記の治療を複合的に用いるとよい．
- 傷の初期治療から行っている場合は，いかなる傷でもケロイド・肥厚性瘢痕が発生する可能性を考え，早期に下記の手段を用いて複合的に予防を行うことが大切である．
- 患者に肉体労働やスポーツなどの生活習慣上の悪化因子があれば，改善を提案するとよい．
- できるだけ疼痛を与えない治療から開始する．

表 1

- 副腎皮質ホルモン剤 (p.24〜28)
- 各種外用剤 (p.30〜31)
- 内服薬（トラニラスト，柴苓湯など）(p.32〜33)
- 安静・固定療法（テープ，ジェルシートなど）(p.34〜35)
- 圧迫療法（包帯，サポーター，ガーメントなど）(p.36〜37)

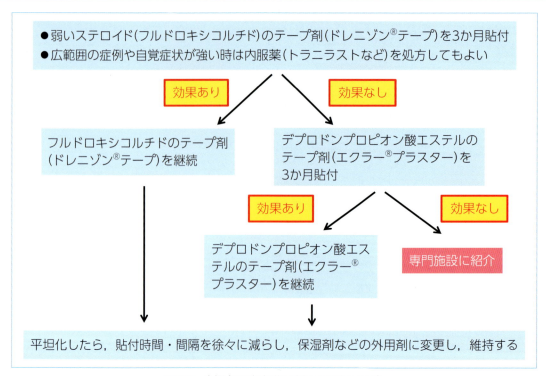

図11　小児（20歳未満を小児の目安とする）

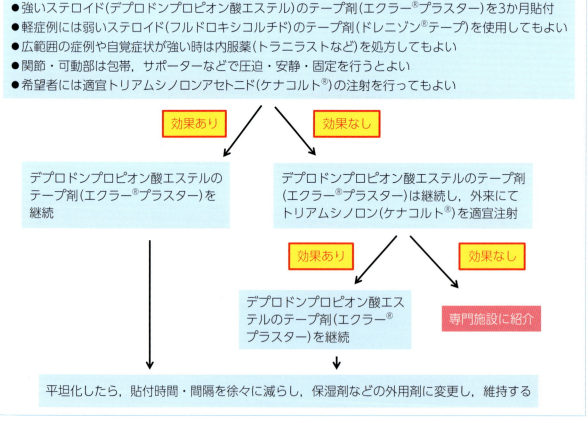

図12　成人

Ⅱ 治療アルゴリズム

2 専門施設での加療

- ケロイド・肥厚性瘢痕の症状や部位を適切に判断し，下記の治療を複合的に用いてⅢ．治療法各論，Ⅳ．部位別治療指針に従って治療する．
- 患者に肉体労働やスポーツなどの生活習慣上の悪化因子があれば，改善を提案するとよい．

表2

- 副腎皮質ホルモン剤(p.24〜28)
- 各種外用剤(p.30〜31)
- 内服薬(トラニラスト，柴苓湯) (p.32〜33)
- 安静・固定療法(テープ，ジェルシートなど) (p.34〜35)
- 圧迫療法(包帯，サポーター，ガーメントなど) (p.36〜37)
- 手術(p.38〜45)
- 放射線治療(p.46〜49)
- レーザー治療(p.50〜52)
- メイクアップ治療(p.54〜55)
- 精神的ケア(p.56〜57)
- その他(p.58〜60)

ケロイド・肥厚性瘢痕 診断・治療指針 2018
Japan Scar Workshop Consensus Document 2018
for Diagnosis and Treatment of Keloids and Hypertrophic Scars

III 治療法各論

Ⅲ 治療法各論

1 副腎皮質ホルモン剤（テープ）

概念

- 副腎皮質ホルモン（ステロイド）の異なる強さのテープ2種類を使い分ける．強い方はデプロドンプロピオン酸エステル製剤（エクラー® プラスター）で，弱い方はフルドロキシコルチド製剤（ドレニゾン® テープ）である[1〜4]．
- 成分としてはデプロドンプロピオン酸エステルは5段階のうち3番目のstrongクラス，フルドロキシコルチドは4〜5番目のmild〜weakクラスと考えられている．
- ステロイドテープは密閉療法（ODT；occlusive dressing technique）の効果にて，本来のクラスより1〜2ランク上の効果が期待される．
- 小児は皮膚が薄いため，ドレニゾン® テープが第一選択，成人ではエクラー® プラスターを第一選択として開始し，効果の程度に応じて変更する．

ヒントとコツ

- 平坦化し，触診で硬さが消失したら，貼付回数・貼付時間を徐々に減らし，ステロイド外用軟膏・クリームや，各種非ステロイド系抗炎症薬（NSAIDs）の軟膏・クリームに移行したり，最終的にはヘパリン類似物質などの保湿を主体とした外用剤に変更し，炎症が消失した状態を維持する．
- 再発したり，新たに発生したケロイド・肥厚性瘢痕に対しても，発見次第ただちにテー

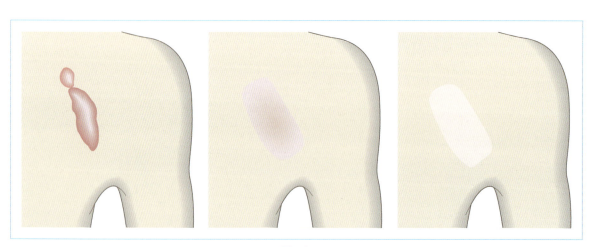

図13
副腎皮質ホルモン剤のテープでケロイド・肥厚性瘢痕が平坦化し，触診で硬さが軽減したら，貼付範囲，貼付回数，貼付時間を徐々に減らしていく．

プを貼るように指導するとよい.
- 小児では，保護者に毎日入浴後に貼り替えるように指導するとよい.
- できるだけ周囲の正常皮膚につかないように，ケロイド・肥厚性瘢痕の形に切るようにする．多発症例で困難な場合は，まとめて数個を被覆するように貼ってもよい．ただし，平坦化するにつれ，貼る範囲を減らしていく.

注 意

- 刺激性接触皮膚炎やアレルギー性接触皮膚炎を生じることがある[1,3]．刺激性接触皮膚炎は，貼り替えの頻度を減らすことで改善することがある．アレルギー性接触皮膚炎を生じたら，それ以降は使用できないため，他の外用剤を使用すべきである.
- 緑内障・白内障への悪影響を避けるため，目周囲の貼付は最低限とする.
- ステロイド痤瘡発症時には，痤瘡の治療を並行して行うか，一時治療を中断することも考慮する.
- 触っても判別できないくらい平坦化・軟化しているにもかかわらず，「赤い」という理由でテープ剤を貼り続けると，皮膚が菲薄化し毛細血管拡張が出現するため，速やかに使用を中止し，ヘパリン類似物質の外用剤などに変更するように指導すべきである.
- 小児では，長期大量使用によって発育障害(DNA合成および細胞分裂抑制)の可能性がある[5].
- 妊婦では，大量または長期広範囲の使用は避ける(動物実験において催奇形性の報告がある)[6].

ゴール

- 病変の平坦化，硬さの消失を本治療のゴールとする．赤さは残存していてもよい．テープ剤の使用を中止すると改善する.

参考文献

1) 小川 令, 赤石諭史. ケロイド・肥厚性瘢痕に対する副腎皮質ホルモンテープ剤(ステロイドテープ)の有用性. 瘢痕・ケロイド **10**：55-60；2016.
2) Ogawa R, Akaishi S, Kuribayashi S, et al. Keloids and hypertrophic scars can now be cured completely: recent progress in our understanding of the pathogenesis of keloids and hypertrophic scars and the most promising current therapeutic strategy. J Nippon Med Sch **83**(2)：46-53；2016.
3) Ioannis G, Ogawa R. Steroid tape: a promising adjunct to scar management. Scars, Burns & Healing **3**：1-9；2017.
4) 稲津教久. 副腎皮質ステロイド製剤の薬理. 瘢痕・ケロイド **11**：10-12；2017.
5) Jackson S, Gilchrist H, Nesbitt LT Jr. Update on the dermatologic use of systemic glucocorticosteroids. Dermatol Ther **20**：187-205；2007.
6) 治療薬マニュアル 2017. 高久史麿, 矢崎義雄監修. 北原光夫, 上野文昭, 越前宏俊編集. 医学書院, 東京, 2017.

III 治療法各論

2 副腎皮質ホルモン剤（注射）

概念

- トリアムシノロンアセトニド（ケナコルト-A®）を使用する[1)〜4)]．
- 治療目的[1)2)]，手術後再発予防目的[3)4)]にも使用できる．

ヒントとコツ

- 1回5〜10 mg程度を局所麻酔薬のキシロカイン注射液1%エピレナミンなどで希釈し，全量2〜5 m*l* 程度として注射する．5 mgにとどめると，女性でも生理不順となることは少ない．
- 注射に伴う疼痛を予防する工夫も報告されており[5)6)]，麻酔テープや麻酔クリームを使用してもよい（保険適用外）．
- あらかじめ局所麻酔薬を周囲に注射し，後からトリアムシノロンアセトニドを局注する方法[6)]もあるが，痛くないからといって圧をかけて硬い部分に大量に注射すると，しば

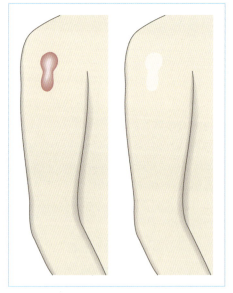

図14
副腎皮質ホルモン剤の注射の利点は症状軽減の速効性であるが，注射に伴う疼痛を予防するよう工夫する．

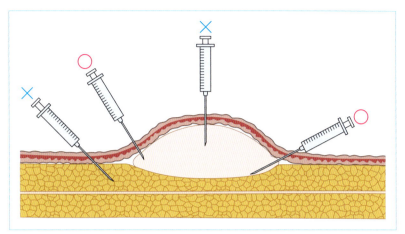

図 15
固い中央部の線維塊に注射するのではなく（注射液が浸透しないばかりか，圧の上昇に伴う疼痛が強くなる），ケロイド・肥厚性瘢痕と正常皮膚の境界部から，ケロイド・肥厚性瘢痕の最深部や炎症の強い辺縁部を狙うように刺入するとよい．

らくしてから強い痛みが出ることがあるため注意する．
- 30 G や 27 G など細い針を利用し，ロック付きシリンジを用いるとよい．
- ケロイド・肥厚性瘢痕の固い中央部の線維塊に注射するのではなく（注射液が浸透しないばかりか，圧の上昇に伴う疼痛が強くなる），ケロイド・肥厚性瘢痕と正常皮膚の境界部から，ケロイド・肥厚性瘢痕の最深部や炎症の強い辺縁部を狙うように刺入するとよい．
- やわらかくなったケロイド・肥厚性瘢痕には直上から刺入することもできる．
- 注射の頻度は，2 週以上の間隔をあけることが望ましい．
- 小さなケロイド・肥厚性瘢痕は 1～2 回の注射で厚みが改善することが多いため，副腎皮質ホルモンのテープ剤でその状態を維持できれば，それ以上の注射は不要となる．

注意

- 脂肪組織に刺入してしまうと，脂肪萎縮が生じるので注意する．
- 患者が妊娠している場合は禁忌である．糖尿病・緑内障・白内障の場合は，極力注射を控える．
- 女性では生理不順，高齢者では骨密度の低下を生じることがあるため，使用量に十分注意する．
- 医原性の Cushing 症候群が生じたとされる報告が複数あるため[7)～9)]，使用量に注意を要する．特に小児や高齢者では使用量を減らす必要がある．

- 顔面周囲への注射では，トリアムシノロンアセトニドの塞栓による失明をきたすことが報告されているため十分に注意する[10]．
- ステロイド痤瘡発症時には，痤瘡の治療を並行して行うか，一度治療を中断することも考慮する．

ゴール

- 病変の平坦化，硬さの消失，成熟瘢痕化を本治療のゴールとする．

参考文献

1) Muneuchi G, Suzuki S, Onodera M, et al. Long-term outcome of intralesional injection of triamcinolone acetonide for the treatment of keloid scars in Asian patients. Scand J Plast Reconstr Surg Hand Surg **40**(2)：111-116；2006.
2) 宗内　巌.【ケロイド・肥厚性瘢痕の最新治療】ステロイド局所注射による治療. PEPARS **33**：21-26；2009.
3) 林　利彦，村尾尚規，山本有平. ケロイド/肥厚性瘢痕切除後の早期ステロイド局注/外用療法. 瘢痕・ケロイド **4**：89-90；2010.
4) Hayashi T, Furukawa H, Oyama A, et al. A new uniform protocol of combined corticosteroid injections and ointment application reduces recurrence rates after surgical keloid/hypertrophic scar excision. Dermatol Surg **38**(6)：893-897；2012.
5) Tosa M, Murakami M, Hyakusoku H. Effect of lidocaine tape on pain during intralesional injection of triamcinolone acetonide for the treatment of keloid. J Nippon Med Sch **76**(1)：9-12；2009.
6) 岡部圭介，服部典子，酒井成貴ほか. ケロイド・肥厚性瘢痕に対するステロイド局所注射療法における疼痛緩和の工夫. 瘢痕・ケロイド **6**：49-51；2012.
7) Finken MJ, Mul D. Cushing's syndrome and adrenal insufficiency after intradermal triamcinolone acetonide for keloid scars. Eur J Pediatr **169**(9)：1147-1149；2010.
8) Liu MF, Yencha M. Cushing's syndrome secondary to intralesional steroid injections of multiple keloid scars. Otolaryngol Head Neck Surg **135**(6)：960-961；2006.
9) Ritota PC, Lo AK. Cushing's syndrome in postburn children following intralesional triamcinolone injection. Ann Plast Surg **36**(5)：508-511；1996.
10) Gaur N, Singh P, Chawla R, et al. Triamcinolone emboli leading to central retinal artery occlusion：a multimodal imaging study. BMJ Case Rep **2017**：pii：bcr2016218908；2017.

III 治療法各論

3 その他外用剤（副腎皮質ホルモン剤，非ステロイド系抗炎症剤，ヘパリン類似物質，シリコーンジェル・クリーム）

概念

- 炎症を抑える効果は，副腎皮質ホルモン剤が最も強く，非ステロイド系抗炎症剤（NSAIDs），その他と続く[1]．
- 適度な保湿はケロイド・肥厚性瘢痕の成熟化に重要である[1〜3]．

ヒントとコツ

- 副腎皮質ホルモン剤の軟膏やクリームは，1日数回塗布し密閉療法にしないと，副腎皮質ホルモンテープ剤と同等の効果は得られない[4]．
- 肥厚性瘢痕的性質の強いものではヘパリン類似物質軟膏などで改善を認めることが多い[2]．
- シリコーンジェル・クリーム（保険適用外）は海外では多く使用されているが，その主たる効果は保湿であると考えられる[1,5]．

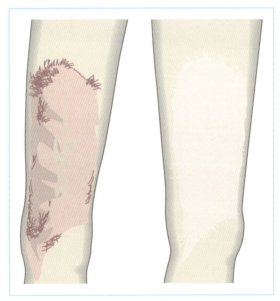

図 16
外用剤による治療では，炎症を軽減させることにより，瘢痕を成熟化させることをゴールとする．瘢痕の形状は残存する．

注　意

- 副腎皮質ホルモン剤の軟膏やクリームは，正常皮膚につくと，ステロイド痤瘡[6]や毛細血管拡張などを生じる可能性があるため，長期間の盲目的な使用には注意する．
- 活動性の高い痤瘡がケロイド・肥厚性瘢痕と混在している場合，副腎皮質ホルモン剤の軟膏やクリームで痤瘡が悪化する可能性がある．

ゴール

- 炎症を抑えることで，疼痛や瘙痒といった症状の改善，および隆起変形や拘縮，発赤などの色調の改善，瘢痕の成熟化をゴールとする[5,7]．

参考文献

1) Mustoe TA, Gurjala A. The role of the epidermis and the mechanism of action of occlusive dressings in scarring. Wound Repair Regen 19(Suppl 1)：s16-s21；2011.
2) Yii NY, Frame JD. Evaluation of cynthaskin and topical steroid in the treatment of hypertrophic scars and keloids. Eur J Plast Surg 19：162-165；1996.
3) 長田光博，藤野豊美，小林正弘ほか．肥厚性瘢痕およびケロイドに対するビーソフテンローション（ヘパリン類似物質ローション剤）の臨床効果．基礎と臨床 12：3905-3917；1994.
4) 小川　令，赤石諭史．ケロイド・肥厚性瘢痕に対する副腎皮質ホルモンテープ剤（ステロイドテープ）の有用性．瘢痕・ケロイド 10：55-60；2016.
5) Kim S, Choi TH, Liu W, et al. Update on scar management：guidelines for treating Asian patients. Plast Reconstr Surg 132(6)：1580-1589；2013.
6) 安藝良一，谷口友則，前島英樹ほか．【ざ瘡・ざ瘡様発疹】＜臨床例＞ステロイドざ瘡．皮膚病診療 35(3)：243-246；2013.
7) Mustoe TA, Cooter RD, Gold MH, et al；International Advisory Panel on Scar Management. International clinical recommendations on scar management. Plast Reconstr Surg 110(2)：560-571；2002.

III 治療法各論

4 内服薬（トラニラスト，柴苓湯）

概念

- トラニラスト（リザベン®）は，ランダム化比較試験において，ケロイド・肥厚性瘢痕の症状の改善の効果が認められている[1)～3)]．
- トラニラストは肥満細胞の脱顆粒現象を抑制し，ヒスタミンなどのケミカルメディエーターの遊離を抑制する[4)]．線維芽細胞のコラーゲン産生抑制作用，血管内皮細胞の増殖抑制作用などが確認されている[5)～7)]．
- 柴苓湯（保険適用外）は，炎症を軽減する効果があるとされ，線維芽細胞の増殖抑制作用などが確認されている[8)9)]．

ヒントとコツ

- 単発の小さなケロイド・肥厚性瘢痕には効果が小さいと思われ，むしろ熱傷後のケロイド・肥厚性瘢痕など面積が大きい，また個数が多い，全身的な因子の関与が疑われるケロイド・肥厚性瘢痕に用いるとよい．
- 内服薬単独での著効は期待できないため，他の外用剤などと複合的に用いるとよい．

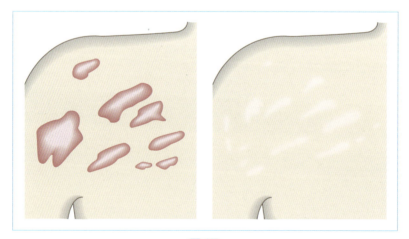

図17
面積が大きい，また個数が多い，全身的な因子の関与が疑われるケロイド・肥厚性瘢痕には内服薬を用いるとよい．

注 意

- トラニラストの副作用として，膀胱炎症状が報告[1]されており，症状を呈した場合は服薬を中止する．その他，肝障害を生じる可能性もある．またトラニラストは妊婦および妊娠する可能性の女性には禁忌である．
- 柴苓湯の副作用として，間質性肺炎など[9]が報告されている．

ゴール

- 瘙痒，疼痛，紅潮など自覚症状の改善をゴールとする．

参考文献

1）トラニラスト研究班．ケロイドおよび肥厚性瘢痕に対するトラニラストの臨床評価—ヘパリン類似物質軟膏を対照薬とした二重盲検比較試験—．西日本皮膚科 **54**：554-571；1992．

2）難波雄哉，大浦武彦，添田周吾ほか．ケロイドおよび肥厚性瘢痕に対するトラニラストの臨床評価—二重盲検比較試験による至適用量の検討—．熱傷 **18**：38-53；1992．

3）藤野豊美，中嶋英雄，花岡一雄．トラニラストによる瘢痕ケロイド・肥厚性瘢痕の術後再発防止効果の検討—二重盲検試験クロスオーバー法による—．臨床と研究 **69**：903-913；1992．

4）早稲田豊美．トラニラストの肥厚性瘢痕・ケロイドに対する治療とその作用について．熱傷 **22**：1-12；1996．

5）Yamada H, Tajima S, Nishikawa T. Tranilast inhibits collagen synthesis in normal, scleroderma and keloid fibroblasts at a late passage culture but not at an early passage culture. J Dermatol Sci **9**(1)：45-47；1995．

6）須澤東夫，菊池伸次，市川 潔ほか．アレルギー性疾患治療薬 Tranilast のケロイド組織に対する作用．日薬理誌 **99**：231-239；1992．

7）菊池伸次，市川 潔，須澤東夫ほか．Tranilast および他の抗アレルギー薬のコラーゲン合成およびサイトカイン産生・遊離に対する作用．基礎と臨床 **26**：5-11；1992．

8）荘園ヘキ子，田辺晃子，藤田太輔ほか．柴苓湯の肥厚性瘢痕形成に対する効果—TGF-β シグナルを介したメカニズム—．瘢痕・ケロイド **9**：1-7；2015．

9）平松幸恭，浅井真太郎，加藤優子ほか．ケロイド・肥厚性瘢痕に対する柴苓湯の有用性について．日形会誌 **28**：549-553；2008．

III 治療法各論

5 安静・固定療法（テープ，ジェルシート）

概念

- ケロイド・肥厚性瘢痕は張力で悪化するため[1)~3)]，テープやジェルシートで固定するとよい[3)~5)]．ジェルシートにはケロイド・肥厚性瘢痕にかかる張力を軽減する効果がある[6)]．
- 適度な保湿は瘢痕の成熟化に必要であるため[7)]，テープやジェルシートは保湿の意味もある．
- ジェルシートには，シリコーンやポリエチレンの素材のものがある．テープの材質は主として紙やシリコーンである．
- シリコーンジェルシートの効果についてはエビデンスレベルが低いとする論文もある[8)]．

ヒントとコツ

- テープの貼り替えによる刺激性接触皮膚炎や表皮損傷を避けるため，テープは毎日貼り替える必要はなく，剥がれたら貼り替えるようにするとよい．
- 紙テープは，痒みなどを感じた場合のみ，上から副腎皮質ホルモン剤の軟膏やクリームを塗ると皮膚に到達して効果を得られる．ステロイド痤瘡[9)]などの副作用を発症することがあるため，長期間の盲目的な副腎皮質ホルモン剤の併用はすべきではない．
- ジェルシートは一般的に毎日着脱し，洗浄する．

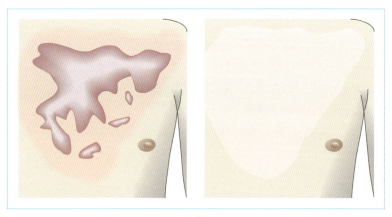

図18
テープやジェルシートには張力を軽減させる作用があるため，ケロイド・肥厚性瘢痕よりも大きくしっかりと貼る．

注 意

- 汗をかきやすい夏季はテープを長期間継続して貼り続けることで過度に湿潤し，真菌感染を生じることがあるため，適宜瘢痕部位をシャワー洗浄する．
- 冬は過度に乾燥することがあるため，保湿作用のあるテープを使用すべきである．
- テープ剤は創部に生じる物理的刺激からの保護や保湿の目的で用いるため，患部をしっかり被覆できる十分な大きさで用いる．

ゴール

- 瘢痕の赤さなどの他覚症状の改善をゴールとする．

参考文献

1）Ogawa R. Keloid and hypertrophic scars are the result of chronic inflammation in the reticular dermis. Int J Mol Sci **18**(3)；pii：E606；2017.
2）Akaishi S, Akimoto M, Ogawa R, et al. The relationship between keloid growth pattern and stretching tension：visual analysis using the finite element method. Ann Plast Surg **60**(4)：445-451；2008.
3）Ogawa R. Mechanobiology of scarring. Wound Repair Regen **19**(Suppl 1)：s2-9；2011.
4）冨士森良輔．ケロイドの治療．瘢痕・ケロイド **5**：9-25；2011.
5）土佐泰祥，保阪善昭．【ケロイド・肥厚性瘢痕の最新治療】ケロイド・肥厚性瘢痕の保存的治療．PEPARS **33**：13-20；2009.
6）Akaishi S, Akimoto M, Hyakusoku H, et al. The tensile reduction effects of silicone gel sheeting. Plast Reconstr Surg **126**(2)：109e-111e；2010.
7）Mustoe TA, Gurjala A. The role of the epidermis and the mechanism of action of occlusive dressings in scarring. Wound Repair Regen **19**(Suppl 1)：s16-s21；2011.
8）O'Brien L, Pandit A. Silicon gel sheeting for preventing and treating hypertrophic and keloid scars. Cochrane Database Syst Rev（1）：CD003826；2006.
9）安藝良一，谷口友則，前島英樹ほか．【ざ瘡・ざ瘡様発疹】＜臨床例＞ステロイドざ瘡．皮膚病診療 **35**(3)：243-246；2013.

III 治療法各論

6 圧迫療法（包帯，サポーター，ガーメントなど）

概念

- 圧迫療法は古くから熱傷による肥厚性瘢痕の治療に用いられてきた[1)2)]．ケロイド・肥厚性瘢痕に対する保存的治療としても広く用いられている[3)〜7)]．
- 作用機序は，血管の圧迫による血流の減少，炎症の軽減が考えられている[8)]．

ヒントとコツ

- 四肢や関節部ではサポーターやニーブレース，腹部はコルセット，下顎はチンキャップ，その他の部位では包帯やガーメントなどを利用するとよい．

注意

- 夏季は暑さで継続的に使用できないことがあるので，通気性のよいものを用いる工夫を要する．包帯やガーメントのゴムで痒みを誘発されることがある．その時は一時中止する[4)]．

ゴール

- 瘢痕の赤さなどの他覚症状の改善をゴールとする．
- 手術後のケロイド・肥厚性瘢痕予防目的で使用した場合は，ケロイド・肥厚性瘢痕の発生がなく，成熟瘢痕となった時点をゴールと考える．

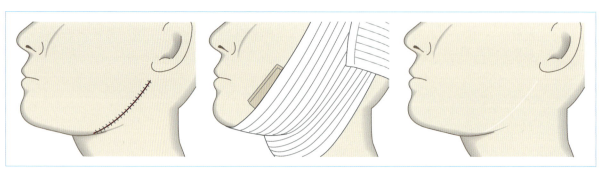

図 19
ケロイド・肥厚性瘢痕を圧迫することにより炎症が軽減し，瘢痕が成熟化する．

参考文献

1 ）Garcia-Velasco M, Ley R, Mutch D, et al. Compression treatment of hypertrophic scars in burned children. Can J Surg **21**(5)：450-452；1978.
2 ）Klöti J, Pochon JP. Long-term therapy of second and third degree burns in children using Jobst-compression suits. Scand J Plast Reconstr Surg **13**(1)：163-166；1979.
3 ）冨士森良輔．ケロイドの治療．瘢痕・ケロイド **5**：9-25；2011.
4 ）土佐泰祥，保阪善昭．【ケロイド・肥厚性瘢痕の最新治療】ケロイド・肥厚性瘢痕の保存的治療．PEPARS **33**：13-20；2009.
5 ）Mercer DM, Studd DM."Oyster splints"：a new compression device for the treatment of keloid scars of the ear. Br J Plast Surg **36**(1)：75-78；1983.
6 ）Chang CH, Song JY, Park JH, et al. The efficacy of magnetic disks for the treatment of earlobe hypertrophic scar. Ann Plast Surg **54**(5)：566-569；2005.
7 ）Ogawa R. The most current algorithms for the treatment and prevention of hypertrophic scars and keloids. Plast Reconstr Surg **125**(2)：557-568；2010.
8 ）Ogawa R. Keloid and hypertrophic scars are the result of chronic inflammation in the reticular dermis. Int J Mol Sci **18**(3)：pii：E606；2017.

III 治療法各論

7 手術(単純縫合)

概念

- 真皮網状層に過度に張力がかかると炎症が持続するため,真皮縫合で創同士を寄せないように注意する.
- 体幹などでは,できるだけケロイド直下の脂肪も切除して筋膜の下を剥離し,筋膜同士を縫合することにより,皮膚を糸で引っ張りながら寄せなくても,自然と創縁が密着する状態をつくるとよい[1)~5)].その後,真皮縫合を開始する.
- 創が長くなる場合は張力を分散させる目的で,Z形成術などで創を分断するとよい[5)~7)].

ヒントとコツ

- 縫合後,3か月が経過しても真皮の強度は80%に回復する程度であるため[8)],皮下の縫合には最低でも3か月間程度抗張力が維持できるポリジオキサノン糸を使うとよい.同じ吸収糸でもポリグラクチン糸は,抗張力を維持できる期間が短い.
- 抗菌剤がコートされている吸収糸[9)]を使用してもよい.
- Z形成術を追加する場合は,皮膚を縫合する前に創縁が自然に密着する状態となってからデザインするとよい.

注意

- 真皮縫合は真皮の浅い部分に糸をかけると毛根を傷つけて毛嚢炎や表皮嚢腫の原因となり,新たなケロイド・肥厚性瘢痕の原因となるため注意する.
- 皮下縫合や真皮縫合には,非吸収糸は異物肉芽腫や縫合糸膿瘍の原因となることがあるため,できるだけ吸収糸を用いるとよい.

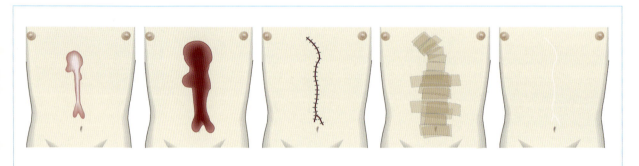

図20
体幹など張力のかかる部位では,筋膜などを縫合することにより,自然と創縁同士が密着する状態をつくり,その後真皮縫合を開始する.

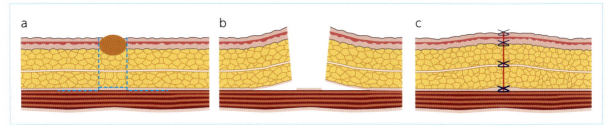

図 21 張力がかかる場所での減張切開
a：切除する瘢痕の直下の脂肪組織を切除する．
b：筋肉と深筋膜の間を剝離する．
c：深筋膜と浅筋膜を縫合すると自然と創縁同士が密着する状態となるので，この時点から真皮縫合を開始する．

参考文献

1）赤石諭史，小川　令，大森康高ほか．ケロイド切除後の新しい縫合法―Fascial suture technique―．瘢痕・ケロイド **4**：95-99；2010．
2）Ogawa R, Akaishi S, Huang C, et al. Clinical applications of basic research that shows reducing skin tension could prevent and treat abnormal scarring：the importance of fascial/subcutaneous tensile reduction sutures and flap surgery for keloid and hypertrophic scar reconstruction. J Nippon Med Sch **78**(2)：68-76；2011.
3）赤石諭史，小川　令，秋元正宇ほか．有限要素法による縫合法の最適化．瘢痕・ケロイド **8**：53-56；2014．
4）小川　令，Capek Lukas，赤石諭史ほか．前胸部ケロイド手術における大胸筋筋膜縫合の真皮に対する減張効果の計測．瘢痕・ケロイド **9**：65-68；2015．
5）小川　令，赤石諭史．【実践！よくわかる縫合の基本講座】瘢痕・ケロイドの手術における切開・縫合法の工夫．PEPARS **123**：61-68；2017．
6）Ogawa R, Akaishi S, Kuribayashi S, et al. Keloids and hypertrophic scars can now be cured completely：recent progress in our understanding of the pathogenesis of keloids and hypertrophic scars and the most promising current therapeutic strategy. J Nippon Med Sch **83**(2)：46-53；2016.
7）Suzuki S. Versatility of modified planimetric Z plasties in the treatment of scar with contracture. Br J Plast Surg **51**：363-369；1998.
8）Janis JE, Kwon RK, Lalonde DH. A practical guide to wound healing. Plast Reconstr Surg **125**：230e-244e；2010.
9）Ruiz-Tovar J, Alonso N, Morales V, et al. Association between triclosan-coated sutures for abdominal wall closure and incisional surgical site infection after open surgery in patients presenting with fecal peritonitis：a randomized clinical trial. Surg Infect（Larchmt）**16**(5)：588-594；2015.

III 治療法各論

8 手術（くり抜き法，部分切除術）

概　念

- 病変が巨大であったり，全摘をすることにより著しい形態の変形を生じると考えられる場合は，ケロイド・肥厚性瘢痕の一部分のみの切除（部分切除），内部のみの切除（くり抜き法）などを行うとよい[1〜3]．複数ある病変の一部のみを切除するものは，ここでは部分切除に含めない．
- 術後に残存する病変部の治療が大切である．残存部位にも放射線治療を行ったり，副腎皮質ホルモン剤（注射やテープ剤）を使用すべきである．

ヒントとコツ

- 全摘すると変形する耳介軟骨部はくり抜き法のよい適応である[2,3]．また前胸部や肩甲部などの巨大病変においても，隆起の著しい部位や，表皮嚢腫や感染を合併する部分のみを切除することができる．
- ケロイドの残存部位に術後放射線治療を行う場合は，放射線単独治療に準じた線量を照射する必要が示唆されるが，副腎皮質ホルモンのテープ剤などと組み合わせることにより，照射線量を減らすことができる可能性がある．

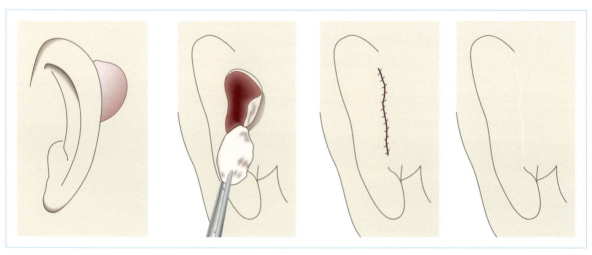

図 22
病変が巨大であったり，全摘出することにより形態の著しい変形を生じると考えられる場合は，ケロイド・肥厚性瘢痕の一部分のみを切除（部分切除），内部のみを切除（くり抜き法）などを行う．

> **注 意**
- くり抜き法を行う場合，皮弁が薄くなりすぎると，創縁の血流不全を生じることがあるため注意する．
- 部分切除をすると整容的には劣るため，全切除・縫縮ができる場合は全切除をすべきである．

参考文献

1) Lee Y, Minn KW, Baek RM, et al. A new surgical treatment of keloid : keloid core excision. Ann Plast Surg **46**(2) : 135-140；2001.
2) 土肥輝之，赤石諭史，大森康高ほか．耳介ケロイドに対するくり抜き法の実際．瘢痕・ケロイド **4** : 75-78；2010.
3) Ogawa R, Akaishi S, Dohi T, et al. Analysis of the surgical treatments of 63 keloids on the cartilaginous part of the auricle : effectiveness of the core excision method. Plast Reconstr Surg **135**(3) : 868-875, 2015.

III 治療法各論

9 手術（Z 形成術）

概念

- 張力がかかる方向と，切開線の方向が一致する場合，張力を分散させる目的でZ形成術を施行するとよい[1)〜3)].
- Z形成術を入れるべきか入れるべきではないかは，部位と切開線の方向による．
- ケロイド的性質が強いもの（JSS分類表16点以上）にZ形成術を行う場合は，術後放射線治療を用いることが前提である．適切な後療法を行わずケロイドが再発した場合，長く大きなケロイドが形成される可能性がある[4)5)].
- 皮膚が引っ張られる方向に一致する瘢痕には張力がかかるため，Z形成術などで分断するとよい．
- 張力がかかる方向と直交する向きの切開線だとしても，概ね10 cmを超えるような創では，緊張がかかる部位にZ形成術を少数入れるとよい．

ヒントとコツ

- 通常60°のZ形成術を施行するが，創の長さは長くなる．創の長さが問題となる部位では45°など，60°よりも鋭角のZ形成術を行うとよい．
- 三角弁が鋭角になると三角弁の血流が問題となることがあるため注意する．
- 三角弁を縫合する場合，真皮縫合で三角弁を引っ張って寄せるのではなく，皮下縫合で自然に三角弁が入れ替わるような縫合をしておくことが大切である[1)2)].

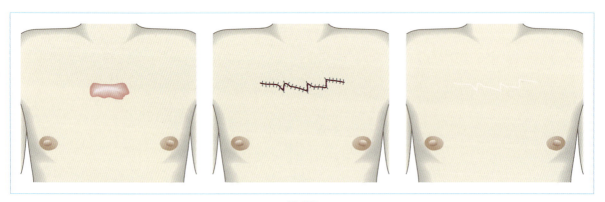

図 23
張力がかかる方向と切開線の方向が一致する場合，張力を分散させる目的でZ形成術を施行するとよい．

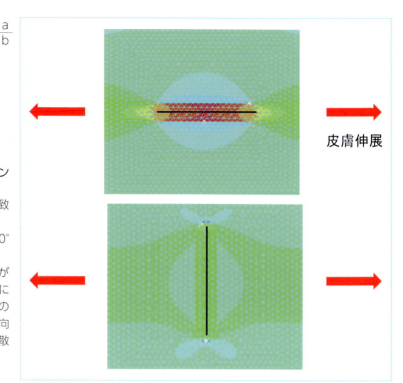

図24
切開線の向きと創にかかる関係のコンピュータシミュレーション
a：創が伸展される方向と切開線が一致する場合
b：創が伸展される方向と切開線が90°の場合

創が引っ張られる方向に切開すると，創が瘢痕になって固くなる経過で，創全体に高い張力がかかるようになる（図の色の赤い部分）．一方，創が引っ張られる方向と直交する方向に切開すると，力が分散され，創に張力がかかりにくくなる．

注意

- Z形成術の三角弁が大きくなりすぎると，創の幅が大きくなるため，整容的に問題となることがある．三角弁の1辺は，概ね1cm以下にするとよい．

参考文献

1) Ogawa R, Akaishi S, Kuribayashi S, et al. Keloids and hypertrophic scars can now be cured completely：recent progress in our understanding of the pathogenesis of keloids and hypertrophic scars and the most promising current therapeutic strategy. J Nippon Med Sch **83**(2)：46-53：2016.
2) 小川　令, 赤石諭史.【実践！よくわかる縫合の基本講座】瘢痕・ケロイドの手術における切開・縫合法の工夫．PEPARS **123**：61-68：2017.
3) Suzuki S. Versatility of modified planimetric Z plasties in the treatment of scar with contracture. Br J Plast Surg **51**：363-369：1998.
4) Chang CH, Song JY, Park JH, et al. The efficacy of magnetic disks for the treatment of earlobe hypertrophic scar. Ann Plast Surg **54**(5)：566-569：2005.
5) Lee Y, Minn KW, Baek RM, et al. A new surgical treatment of keloid：keloid core excision. Ann Plast Surg **46**(2)：135-140：2001.

III 治療法各論

10 手術（植皮，皮弁）

概念

- ケロイド・肥厚性瘢痕を切除した後に，縫合によって緊張が強くなる場合は，植皮や皮弁[1)2)]を用いて再建してもよいが，術後放射線治療などの後療法をしっかりと行う[3)〜6)]．
- 植皮や皮弁の採取部位は，ケロイド・肥厚性瘢痕を生じる可能性が高いため，移植部位と同様の予防が必要となる．

ヒントとコツ

- 局所皮弁はできるだけ島状皮弁ではなく皮膚茎皮弁を用い，皮膚茎が創にかかる張力を解除する方向に移動する[7)]．術後，皮膚茎が伸展し，効率よく張力を解除する[7)]．
- 術後の拘縮解除効果は植皮より皮弁の方が優れている．

注意

- 植皮や皮弁で再建した部位は，植皮や皮弁の周囲に円型のケロイド・肥厚性瘢痕が再発する可能性がある．植皮の辺縁に術後放射線治療を含めた後療法を行う必要がある．
- 放射線治療は植皮が生着した1週間後以降に行うとよい．
- 血流不全のない皮弁には，術後翌日から放射線治療を行ってもよいが，鬱血や虚血を呈している場合は，血流が安定するまで行わない．
- 縫縮した植皮や皮弁の採取部にも，同様に術後放射線治療を行うとよい．

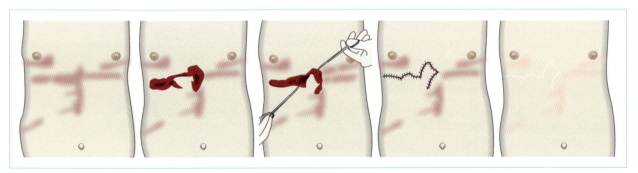

図25
ケロイド・肥厚性瘢痕を切除した後に，縫合によって緊張が強くなる場合は，植皮や皮弁を用いて再建してもよいが，術後放射線治療などの後療法をしっかりと行うことで瘢痕が成熟化する．

参考文献

1）渡邊英孝，上村哲司．前胸部ケロイドに対する内胸動脈穿通枝皮弁を用いた外科治療の長期成績　3症例の検討．瘢痕・ケロイド8：57-62；2014．

2）Ogawa R, Ono S, Akaishi S, et al. Reconstruction after anterior chest wall keloid resection using internal mammary artery perforator propeller flaps. Plast Reconstr Surg Glob Open 4(9)：e1049；2016.

3）小川　令．【ケロイド・肥厚性瘢痕の治療—我が施設（私）のこだわり—】＜外科的治療編＞ケロイド・肥厚性瘢痕に対する外科的治療のトピックと今後の展開—張力の制御がケロイド・肥厚性瘢痕の治癒を促す—．PEPARS 117：48-56；2016．

4）江野尻竜樹，野田和男，山脇聖子ほか．【ケロイド・肥厚性瘢痕の治療—我が施設（私）のこだわり—】＜外科的治療編＞トータルな整容的結果を重視した肥厚性瘢痕の外科的治療．PEPARS 117：57-65；2016．

5）清水史明．【ケロイド・肥厚性瘢痕の治療—我が施設（私）のこだわり—】＜外科的治療編＞ケロイド・肥厚性瘢痕に対する外科的治療および術後補助療法—いわゆる重度ケロイドに対する治療戦略—．PEPARS 117：74-80；2016．

6）村尾尚規，林　利彦，山本有平．【ケロイド・肥厚性瘢痕の治療—我が施設（私）のこだわり—】＜外科的治療編＞ケロイドの再発制御を目指した外科的治療と術後補助療法．PEPARS 117：94-100；2016．

7）Yoshino Y, Kubomura K, Ueda H, et al. Extension of flaps associated with burn scar reconstruction：A key difference between island and skin-pedicled flaps. Burns pii：S0305-4179(17)30505-3；2017.

III 治療法各論

11 術後放射線治療

概念

- 15 Gy/3 分割/3 日間で治療されることが多い[1].
- ケロイド切除後1週間以内で放射線治療を完遂した場合，生物学的実効線量（BED）30 Gy（たとえば 20 Gy/4 分割/4 日間，18 Gy/3 分割/3 日間に相当）以上とすることで再発率が 10% 以下まで低下するという報告がある[2,3].
  ※BED は，1 回線量×照射回数×[1＋1 回線量/(α/β 比)] と計算する．前述の報告[2,3]ではケロイド組織の α/β 比を 10 Gy として計算している．
- 照射開始時期に関しては，術後速やかに行うべきであるとする論文が多いが，照射開始時期の遅延は再発率に影響しないとの報告もある．ただし，開始を遅らせることで非再発率が向上したとする報告はない．
- 良性疾患に対する放射線治療計画ガイドライン 2016 年版[1]には，標準的治療では二次性発がんの報告はないが，その可能性をインフォームドコンセントすることが推奨されている．
- 術創に照射する際には，電子線を用いる場合は照射野辺縁の線量低下を考慮して，5〜10 mm のマージンをとって照射する[1].

ヒントとコツ

- α/β 比を 10 Gy とした場合の生物学的実効線量（BED）30 Gy（たとえば 20 Gy/4 分割/4 日

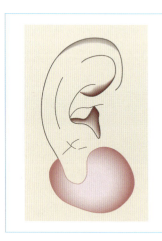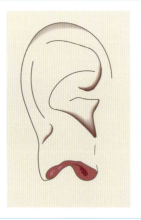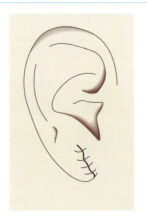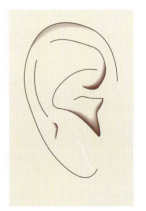

図 26
たとえば，耳垂の術後は 10 Gy/2 分割/2 日間など，部位別の照射プロトコルが推奨されている．

間に相当）を超えると，非再発率がプラトーに近づくため，有害事象の点からそれ以上の線量増加は推奨されない．
- 一般的に再発率が高い前胸部，肩甲部，恥骨上部などには高い線量 20 Gy/4 分割/4 日間，耳垂は 10 Gy/2 分割/2 日間，その他は 15 Gy/3 分割/3 日間など，部位別のプロトコルが推奨される[1)4)]．
- 線種としては電子線が広く使用されている．小線源を用いた組織内照射やモールド照射の報告もある[5)6)]．

注意

- 1 回線量や総線量が多いほど，色素沈着をはじめとする副作用が出現しやすくなる[1)]．
- 甲状腺や乳腺など，放射線による発がんリスクの高い組織が皮膚直下にある部位には，放射線治療を行うべきではない[3)]．手術をする場合は副腎皮質ホルモンテープ剤や注射など，別の併用療法を検討する．ただし，放射線感受性は年齢によって異なるため，高齢者に対して治療を実施する際は治療法として検討する余地がある．
- 放射線感受性の高い成長段階にある小児には放射線治療は行うべきではない[3)]．手術を行わねばならない場合は副腎皮質ホルモンテープ剤や注射など，別の併用療法を検討する．

ゴール

- 術後放射線治療では再発の抑制をゴールとする．

参考文献

1）日本放射線腫瘍学会．放射線治療計画ガイドライン 2016 年版．375-379，金原出版，東京，2016．
2）Kal HB, Veen RE. Biologically effective doses of postoperative radiotherapy in the prevention of keloids. Dose-effect relationship. Strahlenther Onkol **181**：717-723；2005.
3）Ogawa R, Yoshitatsu S, Yoshida K, et al. Is radiation therapy for keloids acceptable? The risk of radiation-induced carcinogenesis. Plast Reconstr Surg **124**(4)：1196-1201；2009.
4）Ogawa R, Miyashita T, Hyakusoku H, et al. Postoperative radiation protocol for keloids and hypertrophic scars：statistical analysis of 370 sites followed for over 18 months. Ann Plast Surg **59**(6)：688-691；2007.
5）Kuribayashi S, Miyashita T, Ozawa Y, et al. Post-keloidectomy irradiation using high-dose-rate superficial brachytherapy. J Radiat Res **52**(3)：365-368；2011.
6）宮下次廣．ケロイド　患者の思い，風評被害，小線源表在照射そして放射線単独治療．瘢痕・ケロイド **6**：4-5；2012．

III 治療法各論

12 放射線単独治療

概念

- 放射線のみによるケロイドの治療はエビデンスレベルの高い報告が存在せず，現時点では手術との併用が推奨される[1]．ただし，疼痛や瘙痒の改善目的で，手術実施が困難であるような極めて限られた症例に対して放射線単独照射を行うことがある[1]．

ヒントとコツ

- 24〜30 Gy/4〜5分割/2〜5週の照射で効果が得られるとされている．37.5 Gy/5分割/5週の照射で97％著効したという報告[2]がある．

注意

- 術後照射に比して総線量が多く，二次性発がんのリスクが懸念されるため，若年者への治療は推奨されない．

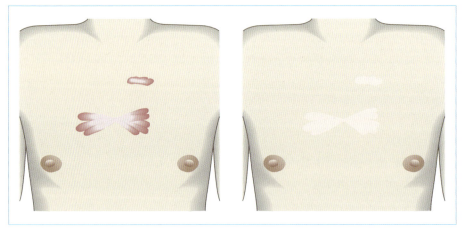

図27
疼痛や瘙痒の改善目的で，手術実施が困難であるような極めて限られた症例に対して放射線単独照射を行うことがある．瘢痕は成熟化する．

ゴール

- 放射線単独治療では炎症の抑制，瘢痕の成熟化をゴールとする．

参考文献

1）宮下次廣．ケロイド　患者の思い，風評被害，小線源表在照射そして放射線単独治療．瘢痕・ケロイド **6**：4-5；2012．
2）Malaker K, Vijayraghavan K, Hodson I, et al. Retrospective analysis of treatment of unresectable keloids with primary radiation over 25 years. Clin Oncol **16**：290-298；2004.

III 治療法各論

13 レーザー治療

概念

- ケロイド・肥厚性瘢痕に対するレーザー治療は，現時点で保険適用はできない．
- 色素レーザー(585 nm[1)4)]，595 nm[2)])や Nd：YAG レーザー(532 nm[2)4)]，1064 nm[5)6)])，フラクショナルレーザーの文献報告があるが，現時点においては，595 nm 色素レーザーのエビデンスレベルが最も高い[2)]．皮膚冷却装置付きロングパルス色素レーザーを用いるとよい．これらの作用機序は，レーザー照射後の微小血管の破壊，熱によるコラーゲンへの影響などが示唆されている[6)〜10)]．
- フラクショナルレーザーでない炭酸ガスレーザーなどの剝皮的レーザー単独によるケロイドの蒸散治療は推奨されない[11)12)]．
- 高/低反応レベルレーザー治療(HLLT/LLLT)によるケロイド治療も報告されており[13)]，結果は機種により多様であると考えられる．

ヒントとコツ

- 595 nm ロングパルス色素レーザーでは，7 mm スポット，フルーエンスは 9〜12 J/cm^2，パルス幅は 1.5〜10 msec の設定を標準とする[14)]．毛細血管奇形の設定とは異なり，紫斑形成は必須ではない．皮膚冷却は必須であり，レーザー照射直前，もしくは持続的に行う(使用機器により異なる)．
- 1064 nm ロングパルス Nd：YAG レーザーでは，十分にケロイド・肥厚性瘢痕をクーリ

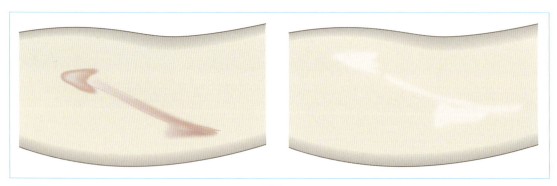

図 28
レーザー治療の適応となるケロイド・肥厚性瘢痕は，厚みが薄いもの，色調の改善を主たる目的としたものである．

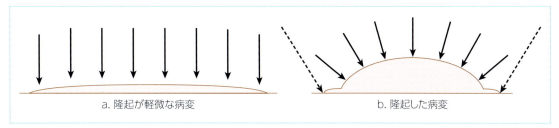

図 29
隆起の形態に沿ってレーザー光が垂直にあたるようにする．境界部を照射する時は正常部も含めて照射を行う．

ングした後，5 mm スポット，フルーエンスは 75 J/cm^2，パルス幅は 25 msec の設定を標準に，疼痛の有無などによりエネルギー設定を調節するとよい[6]．

注 意

- 595 nm ロングパルス色素レーザーも 1064 nm ロングパルス Nd：YAG レーザーも，耳垂ケロイドなど，厚みのあるケロイド・肥厚性瘢痕には効果が低い[6)14)]．
- 十分に冷却しないと熱傷を生じ，ケロイド・肥厚性瘢痕が悪化する可能性があるため皮膚冷却装置を使用する．
- 副腎皮質ホルモン剤注射の併用は有効であるが，レーザーの標的となる赤血球が病変部からなくなるのを避けるために，レーザー治療の後に行う．

ゴール

- 疼痛や瘙痒などの自覚症状，色調などの他覚症状の改善をゴールとする．

参考文献

1) Kafka M, Collins V, Kamolz LP, et al. Evidence of invasive and noninvasive treatment modalities for hypertrophic scars：a systematic review. Wound Repair Regen **25**(1)：139-144：2017.
2) Jin R, Huang X, Li H, et al. Laser therapy for prevention and treatment of pathologic excessive scars. Plast Reconstr Surg **132**(6)：1747-1758：2013.
3) Kono T, Erçöçen AR, Nakazawa H, et al. The flashlamp-pumped pulsed dye laser (585 nm) treatment of hypertrophic scars in Asians. Ann Plast Surg **51**(4)：366-371：2003.
4) Bouzari N, Davis SC, Nouri K. Laser treatment of keloids and hypertrophic scars. Int J Dermatol **46**(1)：80-88：2007.
5) Al-Mohamady Ael-S, Ibrahim SM, Muhammad MM. Pulsed dye laser versus long-pulsed Nd：YAG laser in the treatment of hypertrophic scars and keloid：A comparative randomized split-scar trial. J Cosmet Laser Ther **18**(4)：208-212：2016.
6) Koike S, Akaishi S, Nagashima Y, et al. Nd：YAG laser treatment for keloids and

hypertrophic scars: an analysis of 102 cases. Plast Reconstr Surg Glob Open **2**(12): e272; 2015.
7) Vrijman C, van Drooge AM, Limpens J, et al. Laser and intense pulsed light therapy for the treatment of hypertrophic scars: a systematic review. Br J Dermatol **165**(5): 934-942; 2011.
8) Hultman CS, Friedstat JS, Edkins RE, et al. Laser resurfacing and remodeling of hypertrophic burn scars: the results of a large, prospective, before-after cohort study, with long-term follow-up. Ann Surg **260**(3): 519-529; 2014.
9) Anderson RR, Donelan MB, Hivnor C, et al. Laser treatment of traumatic scars with an emphasis on ablative fractional laser resurfacing: consensus report. JAMA Dermatol **150**(2): 187-193; 2014.
10) Khansa I, Harrison B, Janis JE. Evidence-based scar management: how to improve results with technique and technology. Plast Reconstr Surg **138**(3 Suppl): 165S-178S; 2016.
11) Apfelberg DB, Maser MR, White DN, et al. Failure of carbon dioxide laser excision of keloids. Lasers Surg Med **9**(4): 382-388; 1989.
12) Norris JE. The effect of carbon dioxide laser surgery on the recurrence of keloids. Plast Reconstr Surg **87**(1): 44-49; 1991.
13) 大城貴史, 大城俊夫, 藤井俊史ほか.【実践 非手術的美容医療】傷痕, 瘢痕　瘢痕・ケロイドに対するレーザー治療の実際(HLLTとLLLT). PEPARS **27**: 102-111; 2009.
14) 河野太郎, 今川孝太郎, 赤松　正.【ケロイド・肥厚性瘢痕の治療―我が施設(私)のこだわり―】＜保存的治療編＞色素レーザーを用いた赤色瘢痕・肥厚性瘢痕の治療. PEPARS **117**: 37-41; 2016.

III 治療法各論

14 メイクアップ治療

概念

- リハビリメイク®など特殊なメディカルメイク技術(メイクアップセラピー)によって,一時的にケロイド・肥厚性瘢痕・成熟瘢痕の外観を改善させることが可能である[1)〜3)].
- 患者自身がメイクアップの技術を習得することで,外出時に自分でメイクアップすることが可能となる.
- 自分で外観を改善させられることにより,治療にも前向きになれ,また外観を許容して,精神面が改善することが示唆されている[1)4)].

ヒントとコツ

- 隆起の強いケロイド・肥厚性瘢痕・成熟瘢痕の外観は改善しにくいため,副腎皮質ホルモン剤の注射や貼付剤などで,極力厚みを改善した上で,メイクアップを行うとよい.

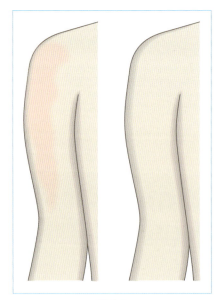

図30
メディカルメイク技術(メイクアップセラピー)によって,一時的にケロイド・肥厚性瘢痕・成熟瘢痕の外観を改善させることが可能であり,患者の精神面も改善する.

- 軽度の凹凸がある部分は，極薄のテープを貼付することで平坦化する．テープの上からファンデーションを塗布する．

注意

- 根本的な改善にはならないため，炎症が持続する病態であるケロイド・肥厚性瘢痕に対しては，あくまで併用療法として用い，炎症の軽減を図る治療を継続する必要がある．

ゴール

- 患者が「いつでもメイクをすれば傷あとを隠せる」と自信を持てるようになることをゴールとする．

参考文献

1）Ogawa R. The most current algorithms for the treatment and prevention of hypertrophic scars and keloids. Plast Reconstr Surg **125**(2)：557-568, 2010.
2）飯村剛史，かづきれいこ，百束比古ほか．熱傷後瘢痕患者におけるリハビリメイクによる外観および精神面の変化．瘢痕・ケロイド **5**：78-80；2011.
3）飯村剛史，小川　令，かづきれいこほか．熱傷後瘢痕患者におけるリハビリメイクによる外観および精神面の改善の検討．瘢痕・ケロイド **7**：31-34；2013.
4）渡邊郁子，檜垣祐子，かづきれいこほか．容貌の問題を抱える女性のQOLとリハビリメイクの有用性の検討（第1報）．精神科 **18**(3)：369-376；2011.

III 治療法各論

15 精神的ケア

概念

- 顔面に瘢痕を有する患者，特に女性や過去に精神科的疾患の既往をもつ患者は，鬱や不安を呈する傾向が高い[1]．
- 熱傷後の瘢痕を有する小児は精神的問題を有することが多く，精神的ケアが必要となる場合が多い[2,3]．

ヒントとコツ

- 熱傷，特に小児熱傷においては，入院中は病院内でできる精神的ケアやサポート，退院後に向けた心理・社会的ケアやサポートをすべきである[4]．社会福祉協議会を通じてのボランティア組織や各自治体の「子育て支援」の窓口が利用できる[4]．
- 瘢痕に対するメイクアップセラピーは容貌に対する満足度の向上だけでなく，対人不安を軽減させる[5]．

注意

- 精神科的なケアは患者だけでなく，患者の家族にも必要な場合がある．
- 瘢痕を治療したからといって，精神的改善が得られるとは限らない．背景にあるトラウマを専門的に治療する必要がある．

ゴール

- 患者が外傷や熱傷などを受傷した原因を受け入れ，傷あとを見ても日常生活に支障がなくなることがゴールとなる．

参考文献

1) Islam S, Ahmed M, Walton GM, et al. The association between depression and anxiety disorders following facial trauma—a comparative study. Injury **41**(1)：92-96；2010.
2) Rimmer RB, Foster KN, Bay CR, et al. The reported effects of bullying on burn-surviving children. J Burn Care Res **28**(3)：484-489；2007.
3) Stoddard FJ Jr, Ryan CM, Schneider JC. Physical and psychiatric recovery from burns. Surg Clin North Am **94**(4)：863-878；2014.

4）原田輝一，松本　学．【小児熱傷・特殊損傷必須ガイド】小児の精神的・心理社会的支援．PEPARS **25**：90-95；2009．
5）渡邊郁子，檜垣祐子，かづきれいこほか．容貌の問題を抱える女性の QOL とリハビリメイクの有用性の検討（第 1 報）．精神科 **18**(3)：369-376；2011．

III 治療法各論

16 その他

A 凍結療法(保険適用外)

概念

- 経験的に熱傷はケロイド・肥厚性瘢痕を生じやすいが、凍傷では生じにくい。これは、熱による血流増加・炎症増強が凍結では生じにくいことが原因と考えられ、液体窒素によるケロイド・肥厚性瘢痕の凍結療法の理論と考えられる。
- 本邦ではかつて液体窒素による凍結療法が広く行われていた[1]。
- 海外では昨今、組織内凍結療法や、凍結スプレーの報告が散見される[2)~7)]が、一度潰瘍化し、治癒するまでに長期間を要する。組織量の軽減や疼痛・瘙痒の軽減効果が報告されている一方、副作用として色素脱失が報告されている[2)~7)]。
- 根治には至らない、再発があるなど、効果は一定ではない。

B 5-FU療法(保険適用外)

概念

- 抗腫瘍薬である5-FUが海外では広く用いられている。一定の効果が報告されているが、その効果や作用機序は推測の域を出ていない。
- 組織内投与(注射)が海外では広く行われている。5-FU単独[8)]、ステロイド併用[9)]、各種レーザー治療との併用[10)11)]、また術後併用療法[9)]としての治療も報告されている。
- 低用量5-FU(2~4 mg/mlを5 ml以内で使用)を2週間に1度注射する方法も報告されている[12)]。
- 線維芽細胞の増殖やTGF-βによるI型コラーゲンの発現を阻害する効果があるとされるが、その臨床的効果は一定でない[13)]。

C ボツリヌス毒素療法（保険適用外）

概念

- ケロイド・肥厚性瘢痕内にボツリヌス毒素（ボトックス®）を注射する治療が報告されているが，その効果や作用機序は推測の域を出ていない[14)～16)]．

D 脂肪注入療法（保険適用外）

概念

- 肥厚性瘢痕や瘢痕内ないし直下に吸引脂肪を注射する治療が報告されているが[17)]，その効果や作用機序は推測の域を出ていない．
- 脂肪注入は瘢痕の質を改善するとの報告も多いが，効果がないとする論文[18)]もある．アジア人での研究は少ないと思われる．

参考文献

1）伊藤　仁．【ケロイド・肥厚性瘢痕の最新治療】真性ケロイドの凍結液体窒素療法の経験．PEPARS **33**：27-37：2009.
2）Har-Shai Y, Amar M, Sabo E. Intralesional cryotherapy for enhancing the involution of hypertrophic scars and keloids. Plast Reconstr Surg **111**(6)：1841-1852：2003.
3）Bijlard E, Timman R, Verduijn G, et al. Intralesional cryotherapy versus excision with corticosteroids or brachytherapy for keloid treatment：preliminary results of a randomized controlled trial. Plast Reconstr Surg **136**(4 Suppl)：149-150：2015.
4）Reissis D, Tickunas T, Agha RA, et al. Intralesional excision with topical intralesional cryotherapy improves the treatment of keloid scarring in a paediatric patient. Ann R Coll Surg Engl **99**(8)：e233-e335：2017.
5）van Leeuwen MC, Bulstra AE, Ket JC, et al. Intralesional cryotherapy for the treatment of keloid scars：evaluating effectiveness. Plast Reconstr Surg Glob Open **3**(6)：e437：2015.
6）Har-Shai Y, Zouboulis CC. Intralesional cryotherapy for the treatment of keloid scars：a prospective study. Plast Reconstr Surg **136**(3)：397e-398e：2015.
7）Huang J, Yu N, Wang X. Intralesional cryotherapy for treatment of keloid scars：a prospective study. Plast Reconstr Surg **136**(3)：394e-395e：2015.
8）Gupta S, Kalra A. Efficacy and safety of intralesional 5-fluorouracil in the treatment of keloids. Dermatology **204**(2)：130-132：2002.
9）Davison SP, Dayan JH, Clemens MW, et al. Efficacy of intralesional 5-fluorouracil and

triamcinolone in the treatment of keloids. Aesthet Surg J **29**(1)：40-46；2009.
10) Asilian A, Darougheh A, Shariati F. New combination of triamcinolone, 5-Fluorouracil, and pulsed-dye laser for treatment of keloid and hypertrophic scars. Dermatol Surg **32**(7)：907-915；2006.
11) Chen XE, Liu J, Bin Jameel AA, et al. Combined effects of long-pulsed neodymium-yttrium-aluminum-garnet laser, diprospan and 5-fluorouracil in the treatment of keloid scars. Exp Ther Med **13**(6)：3607-3612；2017.
12) 武 曉莉, 高　振, 宋　楠ほか.【ケロイド・肥厚性瘢痕の最新治療】血管新生の抑制を目的としたケロイドに対する低用量5-FU局所注射療法. PEPARS **33**：82-86；2009.
13) Bijlard E, Steltenpool S, Niessen FB. Intralesional 5-fluorouracil in keloid treatment：a systematic review. Acta Derm Venereol **95**(7)：778-782；2015.
14) Shaarawy E, Hegazy RA, Abdel Hay RM. Intralesional botulinum toxin type A equally effective and better tolerated than intralesional steroid in the treatment of keloids：a randomized controlled trial. J Cosmet Dermatol **14**(2)：161-166；2015.
15) Zhibo X, Miaobo Z. Intralesional botulinum toxin type A injection as a new treatment measure for keloids. Plast Reconstr Surg **124**(5)：275e-277e；2009.
16) Xiao Z, Zhang F, Cui Z. Treatment of hypertrophic scars with intralesional botulinum toxin type A injections：a preliminary report. Aesthetic Plast Surg **33**(3)：409-412；2009.
17) Jaspers ME, Brouwer KM, van Trier AJ, et al. Effectiveness of autologous fat grafting in adherent scars：results obtained by a comprehensive scar evaluation protocol. Plast Reconstr Surg **139**(1)：212-219；2017.
18) Gal S, Ramirez JI, Maguina P. Autologous fat grafting does not improve burn scar appearance：a prospective, randomized, double-blinded, placebo-controlled, pilot study. Burns **43**(3)：486-489；2017.

ケロイド・肥厚性瘢痕 診断・治療指針 2018

Japan Scar Workshop Consensus Document 2018
for Diagnosis and Treatment of Keloids and Hypertrophic Scars

Ⅳ 部位別治療指針

Ⅳ 部位別治療指針

1 耳介軟骨部

- 小さいもの(肥厚性瘢痕的性質[1]の強いもの)に対しては,副腎皮質ホルモンテープ剤や注射を用いる.
- 大きいものや複数あるもの,ケロイド的性質[1]の強いもの(JSS分類表16点以上)には,手術を選択してもよい.
- 手術を選択した場合は,術後放射線治療や副腎皮質ホルモン剤(注射やテープ剤)による併用療法を施行すべきである[2)〜8)].
- 手術では,耳介の形状を維持することが大切であるため,くり抜き法がよい[9)10)].
- 軟骨を貫通するピアスから生じたものが多いが,初発例では軟骨膜とケロイド・肥厚性瘢痕が連続していることは稀であり,手術では軟骨膜を温存できる.
- 耳介の前面,後面だけに隆起しているものは,片面だけでくり抜き法,あるいは紡錘形切除ができることもある.
- 小さいものは楔状切除を行ってもよいが,耳介の側面に小さなZ形成術を行うと,耳輪にくびれができずに整容的に良好な結果が得られる.
- 縫合は表面縫合のみでよく,6-0ナイロン糸やポリプロピレン糸を用いるとよい.
- 術後放射線治療は,15 Gy/3分割/3日間程度が推奨される[8)].
- 術後は3〜6か月のテープ固定が推奨される.

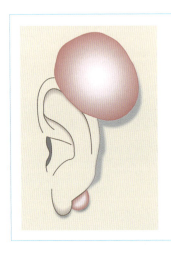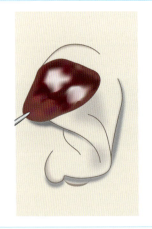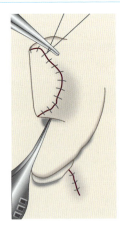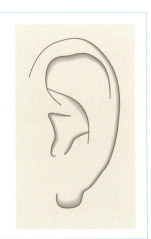

図31
耳介軟骨部の手術では,耳介の形状を維持することが大切であるため,くり抜き法が優れている.

- 創部の結節形成，隆起，疼痛，瘙痒といった再発傾向を認めたら，ただちに副腎皮質ホルモンテープ剤を使用することで再発を防げることが多い．

参考文献

1）Ogawa R, Akaishi S, Akita S, et al. JSW Scar Scale Working Group. Japan Scar Workshop（JSW）Scar Scale 2015.
Available online at；http://www.scar-keloid.com/pdf/JSW_Scar_Scale_2015_JP.pdf
2）小川　令．【ケロイド・肥厚性瘢痕の治療―我が施設（私）のこだわり―】＜外科的治療編＞ケロイド・肥厚性瘢痕に対する外科的治療のトピックと今後の展開―張力の制御がケロイド・肥厚性瘢痕の治癒を促す―．PEPARS 117：48-56；2016.
3）江野尻竜樹，野田和男，山脇聖子ほか．【ケロイド・肥厚性瘢痕の治療―我が施設（私）のこだわり―】＜外科的治療編＞トータルな整容的結果を重視した肥厚性瘢痕の外科的治療．PEPARS 117：57-65；2016.
4）清水史明．【ケロイド・肥厚性瘢痕の治療―我が施設（私）のこだわり―】＜外科的治療編＞ケロイド・肥厚性瘢痕に対する外科的治療および術後補助療法―いわゆる重度ケロイドに対する治療戦略―．PEPARS 117：74-80；2016.
5）村尾尚規，林　利彦，山本有平．【ケロイド・肥厚性瘢痕の治療―我が施設（私）のこだわり―】＜外科的治療編＞ケロイドの再発制御を目指した外科的治療と術後補助療法．PEPARS 117：94-100；2016.
6）Ogawa R, Yoshitatsu S, Yoshida K, et al. Is radiation therapy for keloids acceptable? The risk of radiation-induced carcinogenesis. Plast Reconstr Surg 124（4）：1196-1201；2009.
7）日本放射線腫瘍学会．放射線治療計画ガイドライン（2016年版）．pp375-379，金原出版，東京，2016.
8）Ogawa R, Miyashita T, Hyakusoku H, et al. Postoperative radiation protocol for keloids and hypertrophic scars：statistical analysis of 370 sites followed for over 18 months. Ann Plast Surg 59（6）：688-691；2007
9）土肥輝之，赤石諭史，大森康高ほか．耳介ケロイドに対するくり抜き法の実際．瘢痕・ケロイド 4：75-78；2010.
10）Ogawa R, Akaishi S, Dohi T, et al. Analysis of the surgical treatments of 63 keloids on the cartilaginous part of the auricle：effectiveness of the core excision method. Plast Reconstr Surg 135（3）：868-875；2015.

IV 部位別治療指針

2 耳介耳垂部

- 多くがピアス穴から生じるものであるが，粉瘤などから生じることもある．
- 偽リンパ腫など，ケロイド・肥厚性瘢痕に類似する疾患もあるため，鑑別診断を慎重に行う．
- 小さいもの(肥厚性瘢痕的性質[1]の強いもの)に対しては，副腎皮質ホルモンテープ剤や注射を用いる．
- 大きいものや複数あるもの，ケロイド的性質[1]の強いもの(JSS分類表16点以上)に対する第一選択は手術である．
- 手術を選択した場合は，術後放射線治療や副腎皮質ホルモン剤(注射やテープ剤)による併用療法を施行すべきである[2〜8]．
- 手術では，ピアス穴が耳垂の中央にある場合は楔状切除・縫合が可能であることが多い[9,10]．
- すでに手術されていて，再発したケロイド・肥厚性瘢痕の場合，頬部皮膚と癒着している場合が多いため，Z形成術や局所皮弁術を行い耳垂の形状を再建する必要がある[11,12]．
- 縫合は表面縫合のみでよく，6-0ナイロン糸やポリプロピレン糸を用いるとよい．
- 術後放射線治療は，10 Gy/2分割/2日間程度が推奨される[8]．
- 術後は3〜6か月のテープ固定が推奨される．

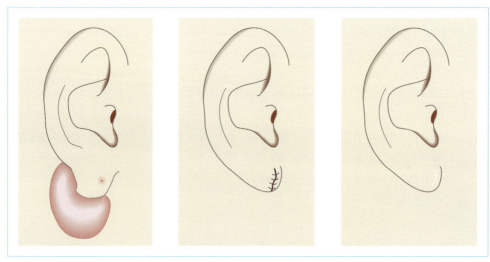

図32
耳垂部のケロイド・肥厚性瘢痕は，多くがピアス穴から生じるものであり，初発例は大部分が楔状切除で耳垂の形態を維持した上で治療できる．

- 創部の結節形成,隆起,疼痛,瘙痒といった再発傾向を認めたら,ただちに副腎皮質ホルモンテープ剤を使用することで再発を防げることが多い.

参考文献

1) Ogawa R, Akaishi S, Akita S, et al. JSW Scar Scale Working Group. Japan Scar Workshop(JSW)Scar Scale 2015.
Available online at；http://www.scar-keloid.com/pdf/JSW_Scar_Scale_2015_JP.pdf

2) 小川 令.【ケロイド・肥厚性瘢痕の治療―我が施設(私)のこだわり―】＜外科的治療編＞ケロイド・肥厚性瘢痕に対する外科的治療のトピックと今後の展開―張力の制御がケロイド・肥厚性瘢痕の治癒を促す―. PEPARS **117**：48-56；2016.

3) 江野尻竜樹,野田和男,山脇聖子ほか.【ケロイド・肥厚性瘢痕の治療―我が施設(私)のこだわり―】＜外科的治療編＞トータルな整容的結果を重視した肥厚性瘢痕の外科的治療. PEPARS **117**：57-65；2016.

4) 清水史明.【ケロイド・肥厚性瘢痕の治療―我が施設(私)のこだわり―】＜外科的治療編＞ケロイド・肥厚性瘢痕に対する外科的治療および術後補助療法―いわゆる重度ケロイドに対する治療戦略―. PEPARS **117**：74-80；2016.

5) 村尾尚規,林 利彦,山本有平.【ケロイド・肥厚性瘢痕の治療―我が施設(私)のこだわり―】＜外科的治療編＞ケロイドの再発制御を目指した外科的治療と術後補助療法. PEPARS **117**：94-100；2016.

6) Ogawa R, Yoshitatsu S, Yoshida K, et al. Is radiation therapy for keloids acceptable? The risk of radiation-induced carcinogenesis. Plast Reconstr Surg **124**(4)：1196-1201；2009.

7) 日本放射線腫瘍学会. 放射線治療計画ガイドライン(2016年版). pp375-379, 金原出版, 東京, 2016.

8) Ogawa R, Miyashita T, Hyakusoku H, et al. Postoperative radiation protocol for keloids and hypertrophic scars：statistical analysis of 370 sites followed for over 18 months. Ann Plast Surg **59**(6)：688-691；2007.

9) Bijlard E, Steltenpool S, Niessen FB. Intralesional 5-fluorouracil in keloid treatment：a systematic review. Acta Derm Venereol **95**(7)：778-782；2015.

10) Shaarawy E, Hegazy RA, Abdel Hay RM. Intralesional botulinum toxin type A equally effective and better tolerated than intralesional steroid in the treatment of keloids：a randomized controlled trial. J Cosmet Dermatol **14**(2)：161-166；2015.

11) Ogawa R, Huang C, Akaishi S, et al. Analysis of surgical treatments for earlobe keloids：analysis of 174 lesions in 145 patients. Plast Reconstr Surg **132**(5)：818e-825e；2013.

12) 杉本貴子,小川 令,赤石諭史ほか. 耳垂ケロイド・肥厚性瘢痕症例の治療法の検討. 瘢痕・ケロイド **7**：26-30；2013.

Ⅳ 部位別治療指針

3 下顎部

- 下顎部は，多くが痤瘡から発生する．
- 新しい痤瘡が混在する場合は，痤瘡の治療を優先する．
- ケロイド・肥厚性瘢痕となっている部分には，副腎皮質ホルモンテープ剤や注射を行ってよいが，痤瘡の悪化に注意する．
- 内服治療など各種保存的治療を併用してもよい．
- レーザー治療やメイクアップセラピーなど各種保険外診療も考慮できる．
- 手術を選択してもよい．
- 手術を選択した場合は，術後放射線治療や副腎皮質ホルモン剤（注射やテープ剤）による併用療法を施行すべきである[1)〜7)]．
- 術後放射線治療は 15 Gy/3 分割/3 日間程度が推奨される[7)]．
- 手術では，下顎のラインに沿った切開・縫合を行う．線維塊のみを切除するくり抜き法を行ってもよい．
- 皮下縫合には，抗張力を長期間維持できる吸収糸を用いるとよい．例えば皮下縫合には 3-0，真皮縫合は 4-0 か 5-0 程度のポリジオキサノン糸を用いるとよい．
- 術後はチンキャップを用いると圧迫療法としての効果が期待できるが，夏季などは治療の継続が困難なことがある[8)]．その際はテープ固定などに変更するとよい．
- テープ固定のみとする場合は，紙テープが色調・質感の点で優れているが，接触皮膚炎を併発することがある[8)]．その際は接触皮膚炎が消退するまで使用を控え，シリコーンテープなどに変更するとよい．
- シリコーンテープ固定も治療効果が期待できるが，現在入手可能なものでは，使用時に，外観上色調がやや目立つ．

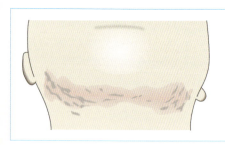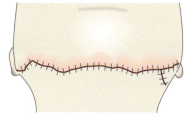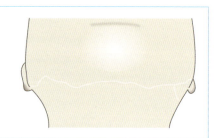

図 33
下顎部のケロイド・肥厚性瘢痕は手術および後療法で線状の成熟瘢痕にすることができる．

- 術後は 3～6 か月のテープ固定が推奨される．
- 創部の結節形成，隆起，疼痛，瘙痒といった再発傾向を認めた場合，ただちに副腎皮質ホルモンテープ剤を使用する．

参考文献

1) 小川　令．【ケロイド・肥厚性瘢痕の治療—我が施設(私)のこだわり—】＜外科的治療編＞ケロイド・肥厚性瘢痕に対する外科的治療のトピックと今後の展開—張力の制御がケロイド・肥厚性瘢痕の治癒を促す—．PEPARS 117：48-56；2016．

2) 江野尻竜樹，野田和男，山脇聖子ほか．【ケロイド・肥厚性瘢痕の治療—我が施設(私)のこだわり—】＜外科的治療編＞トータルな整容的結果を重視した肥厚性瘢痕の外科的治療．PEPARS 117：57-65；2016．

3) 清水史明．【ケロイド・肥厚性瘢痕の治療—我が施設(私)のこだわり—】＜外科的治療編＞ケロイド・肥厚性瘢痕に対する外科的治療および術後補助療法—いわゆる重度ケロイドに対する治療戦略—．PEPARS 117：74-80；2016．

4) 村尾尚規，林　利彦，山本有平．【ケロイド・肥厚性瘢痕の治療—我が施設(私)のこだわり—】＜外科的治療編＞ケロイドの再発制御を目指した外科的治療と術後補助療法．PEPARS 117：94-100；2016．

5) Ogawa R, Yoshitatsu S, Yoshida K, et al. Is radiation therapy for keloids acceptable? The risk of radiation-induced carcinogenesis. Plast Reconstr Surg 124(4)：1196-1201；2009．

6) 日本放射線腫瘍学会．放射線治療計画ガイドライン(2016 年版)．pp375-379，金原出版，東京，2016．

7) Ogawa R, Miyashita T, Hyakusoku H, et al. Postoperative radiation protocol for keloids and hypertrophic scars：statistical analysis of 370 sites followed for over 18 months. Ann Plast Surg 59(6)：688-691；2007．

8) 土佐泰祥，保阪善昭．【日常診療に役立つ形成外科基本手技のコツ】ケロイド・肥厚性瘢痕の治療 1．診断と治療プラン．形成外科 47：S241-S246；2004．

IV 部位別治療指針

4 前胸部（正中切開）

- 前胸部の正中切開後に生じたケロイド・肥厚性瘢痕において，幅が狭いものは，副腎皮質ホルモン剤の注射やテープ剤が第一選択である．
- 内服治療など各種保存的治療を併用してもよい．
- レーザー治療やメイクアップセラピーなど各種保険外診療も考慮できる．
- 幅が広いものは，手術を選択してもよい．
- 手術を選択した場合は，術後放射線治療による併用療法を施行すべきである[1)～7)]．
- 手術では，ケロイド・肥厚性瘢痕の直下の脂肪組織も切除し，左右の大胸筋筋膜を吸収糸でしっかり縫合する．深筋膜や浅筋膜を縫合した時点で，創縁が自然に密着する状態にしてから，真皮縫合を行うとよい[8)]．
- 短い切開では頭尾方向に伸展されることはあまりないため，Z形成術は不要であるが，上腹部まで連続する比較的長い切開の場合は，胸骨下縁あたりでZ形成術を入れるとよい．
- 術後放射線治療は20 Gy/4分割/4日間程度が推奨される[7)]．
- 術後はテープ固定を最低6か月～1年行うとよい．接触皮膚炎を起こしにくい，シリコーンテープやジェルシートを使用するとよい．

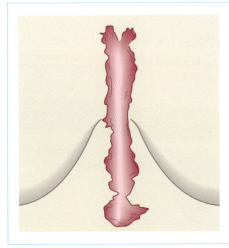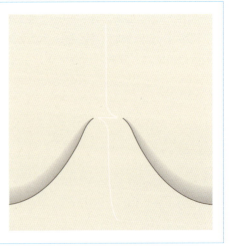

図 34
前胸部の正中切開後に生じたケロイド・肥厚性瘢痕で幅が広いものは，手術および術後放射線治療の適応である．

- 女性では胸帯やブラジャーなどで水平方向の張力を予防するとよい．
- 手術適応が困難な高齢者では放射線単独治療（保険適用外）も考慮できる[6)9)]．

参考文献

1) 小川　令．【ケロイド・肥厚性瘢痕の治療―我が施設（私）のこだわり―】＜外科的治療編＞ケロイド・肥厚性瘢痕に対する外科的治療のトピックと今後の展開―張力の制御がケロイド・肥厚性瘢痕の治癒を促す―．PEPARS 117：48-56；2016．

2) 江野尻竜樹，野田和男，山脇聖子ほか．【ケロイド・肥厚性瘢痕の治療―我が施設（私）のこだわり―】＜外科的治療編＞トータルな整容的結果を重視した肥厚性瘢痕の外科的治療．PEPARS 117：57-65；2016．

3) 清水史明．【ケロイド・肥厚性瘢痕の治療―我が施設（私）のこだわり―】＜外科的治療編＞ケロイド・肥厚性瘢痕に対する外科的治療および術後補助療法―いわゆる重度ケロイドに対する治療戦略―．PEPARS 117：74-80；2016．

4) 村尾尚規，林　利彦，山本有平．【ケロイド・肥厚性瘢痕の治療―我が施設（私）のこだわり―】＜外科的治療編＞ケロイドの再発制御を目指した外科的治療と術後補助療法．PEPARS 117：94-100；2016．

5) Ogawa R, Yoshitatsu S, Yoshida K, et al. Is radiation therapy for keloids acceptable? The risk of radiation-induced carcinogenesis. Plast Reconstr Surg 124(4)：1196-1201；2009.

6) 日本放射線腫瘍学会．放射線治療計画ガイドライン（2016年版）．pp375-379，金原出版，東京，2016．

7) Ogawa R, Miyashita T, Hyakusoku H, et al. Postoperative radiation protocol for keloids and hypertrophic scars：statistical analysis of 370 sites followed for over 18 months. Ann Plast Surg 59(6)：688-691；2007.

8) 小川　令，赤石諭史．【実践！よくわかる縫合の基本講座】瘢痕・ケロイドの手術における切開・縫合法の工夫．PEPARS 123：61-68；2017．

9) 宮下次廣．ケロイド　患者の思い，風評被害，小線源表在照射そして放射線単独治療．瘢痕・ケロイド 6：4-5；2012．

IV 部位別治療指針

5 前胸部(その他)

- 前胸部の横方向に広がるケロイド・肥厚性瘢痕の多くは，痤瘡や小手術によるものが多い．
- 小さいもの(肥厚性瘢痕的性質[1])の強いもの)に対しては，副腎皮質ホルモンテープ剤や注射を用いる．
- 大きいものや複数あるもの，ケロイド的性質[1])の強いもの(JSS分類表16点以上)には，手術を選択してもよい．
- 手術を選択した場合は，術後放射線治療による併用療法を施行すべきである[2)～8)]．ただし，甲状腺や乳腺など，放射線による発がんリスクの高い組織が皮膚直下にある部位には，放射線治療を行うべきではない[6)]．手術をする場合は，副腎皮質ホルモンテープ剤や注射など，別の併用療法を検討する．ただし，放射線感受性は年齢によって異なるため，高齢者に対して治療を実施する際は治療法として検討する余地がある．
- 内服治療など各種保存的治療を併用してもよい．
- レーザー治療やメイクアップセラピーなど各種保険外診療も考慮できる．
- 手術では，ケロイド・肥厚性瘢痕の直下の脂肪組織も切除し，頭側と尾側の大胸筋筋膜を吸収糸でしっかり縫合する．深筋膜や浅筋膜を縫合した時点で，創縁が自然に密着する状態にしてから，真皮縫合を行うとよい[9)]．
- 創が長くなる場合は，Z形成術をいくつか施行すると張力が解除されてよい[9)～11)]．
- 放射線治療は20 Gy/4分割/4日間程度が推奨される[8)]．
- 術後はテープ固定を最低6か月～1年行うとよい．接触皮膚炎を起こしにくいシリコーンテープやジェルシートを使用するとよい．

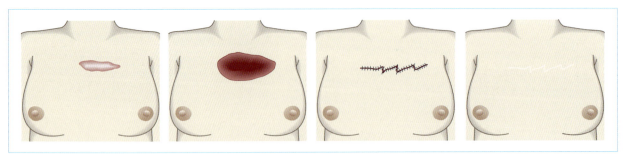

図35
前胸部の横方向に広がるケロイド・肥厚性瘢痕の多くは，痤瘡や小手術によるものが多く，手術をする場合はZ形成術で張力を分散させるとよい．

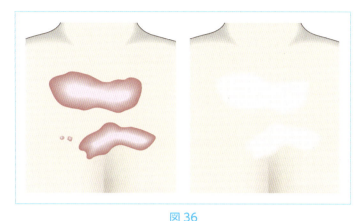

図 36
レーザーなどの保存的治療では，形状は残るが，成熟瘢痕になると目立たない．

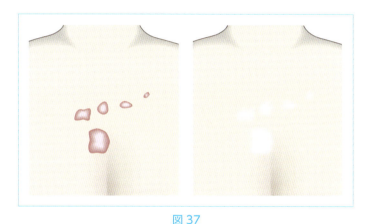

図 37
前胸部のケロイド・肥厚性瘢痕で小さいもの(肥厚性瘢痕的性質の強いもの)に対しては保存的治療もよい適応である．

- 女性では胸帯やブラジャーなどで水平方向の張力を予防するとよい．
- 手術適応が困難な高齢者では放射線単独治療も考慮できる[7)12)]．

参考文献

1) Ogawa R, Akaishi S, Akita S, et al. JSW Scar Scale Working Group. Japan Scar Workshop(JSW)Scar Scale 2015.
   Available online at；http://www.scar-keloid.com/pdf/JSW_Scar_Scale_2015_JP.pdf
2) 小川　令．【ケロイド・肥厚性瘢痕の治療―我が施設(私)のこだわり―】＜外科的治療編＞ケロイド・肥厚性瘢痕に対する外科的治療のトピックと今後の展開―張力の制御がケロイド・肥厚性瘢痕の治癒を促す―．PEPARS 117：48-56；2016．
3) 江野尻竜樹，野田和男，山脇聖子ほか．【ケロイド・肥厚性瘢痕の治療―我が施設(私)

のこだわり—】＜外科的治療編＞トータルな整容的結果を重視した肥厚性瘢痕の外科的治療．PEPARS 117：57-65；2016．

4）清水史明．【ケロイド・肥厚性瘢痕の治療—我が施設(私)のこだわり—】＜外科的治療編＞ケロイド・肥厚性瘢痕に対する外科的治療および術後補助療法—いわゆる重度ケロイドに対する治療戦略—．PEPARS 117：74-80；2016．

5）村尾尚規，林 利彦，山本有平．【ケロイド・肥厚性瘢痕の治療—我が施設(私)のこだわり—】＜外科的治療編＞ケロイドの再発制御を目指した外科的治療と術後補助療法．PEPARS 117：94-100；2016．

6）Ogawa R, Yoshitatsu S, Yoshida K, et al. Is radiation therapy for keloids acceptable? The risk of radiation-induced carcinogenesis. Plast Reconstr Surg 124(4)：1196-1201；2009．

7）日本放射線腫瘍学会．放射線治療計画ガイドライン(2016年版)．pp375-379，金原出版，東京，2016．

8）Ogawa R, Miyashita T, Hyakusoku H, et al. Postoperative radiation protocol for keloids and hypertrophic scars：statistical analysis of 370 sites followed for over 18 months. Ann Plast Surg 59(6)：688-691；2007．

9）小川 令，赤石諭史．【実践！よくわかる縫合の基本講座】瘢痕・ケロイドの手術における切開・縫合法の工夫．PEPARS 123：61-68；2017．

10）Ogawa R, Akaishi S, Kuribayashi S, et al. Keloids and hypertrophic scars can now be cured completely：recent progress in our understanding of the pathogenesis of keloids and hypertrophic scars and the most promising current therapeutic strategy. J Nippon Med Sch 83(2)：46-53；2016．

11）Suzuki S. Versatility of modified planimetric Z plasties in the treatment of scar with contracture. Br J Plast Surg 51：363-369；1998．

12）宮下次廣．ケロイド 患者の思い，風評被害，小線源表在照射そして放射線単独治療．瘢痕・ケロイド 6：4-5；2012．

IV 部位別治療指針

6 上腕部

- 上腕部のケロイド・肥厚性瘢痕の多くは，BCG による．
- 小さいもの（肥厚性瘢痕的性質[1]の強いもの）に対しては，副腎皮質ホルモンテープ剤や注射を用いる．
- 大きいものや複数あるもの，ケロイド的性質[1]の強いもの（JSS 分類表 16 点以上）には，手術を選択してもよい．
- 手術を選択した場合は，術後放射線治療による併用療法を施行すべきである[2)～8)]．
- 内服治療など各種保存的治療を併用してもよい．
- レーザー治療やメイクアップセラピーなど各種保険外診療も考慮できる．
- 手術では，ケロイド・肥厚性瘢痕の直下の脂肪組織も切除し，皮下組織を吸収糸でしっかり縫合する．創縁が自然に密着する状態にしてから，真皮縫合を行うとよい[9)]．
- 創が長くなる場合は，Z 形成術をいくつか入れると張力が解除されてよい[9)～11)]．
- 術後放射線治療は 20 Gy/4 分割/4 日間程度を施行するとよい[8)]．
- 術後はテープ固定を最低 6 か月～1 年行うとよい．接触皮膚炎を起こしにくいシリコーンテープやジェルシートを使用するとよい．サポーターなどで圧迫気味に固定するとよい．
- 手術適応が困難な高齢者では放射線単独治療（保険適用外）も考慮できる[7)12)]．

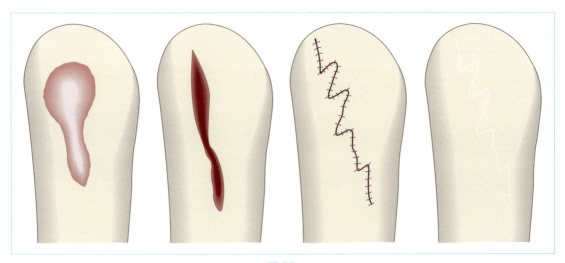

図 38
上腕部のケロイド・肥厚性瘢痕に手術を施行する場合，Z 形成術で創にかかる張力を分散するとよい．

参考文献

1）Ogawa R, Akaishi S, Akita S, et al. JSW Scar Scale Working Group. Japan Scar Workshop（JSW）Scar Scale 2015.
Available online at；http://www.scar-keloid.com/pdf/JSW_Scar_Scale_2015_JP.pdf

2）小川　令.【ケロイド・肥厚性瘢痕の治療─我が施設（私）のこだわり─】＜外科的治療編＞ケロイド・肥厚性瘢痕に対する外科的治療のトピックと今後の展開─張力の制御がケロイド・肥厚性瘢痕の治癒を促す─．PEPARS **117**：48-56；2016.

3）江野尻竜樹，野田和男，山脇聖子ほか．【ケロイド・肥厚性瘢痕の治療─我が施設（私）のこだわり─】＜外科的治療編＞トータルな整容的結果を重視した肥厚性瘢痕の外科的治療．PEPARS **117**：57-65；2016.

4）清水史明.【ケロイド・肥厚性瘢痕の治療─我が施設（私）のこだわり─】＜外科的治療編＞ケロイド・肥厚性瘢痕に対する外科的治療および術後補助療法─いわゆる重度ケロイドに対する治療戦略─．PEPARS **117**：74-80；2016.

5）村尾尚規，林　利彦，山本有平．【ケロイド・肥厚性瘢痕の治療─我が施設（私）のこだわり─】＜外科的治療編＞ケロイドの再発制御を目指した外科的治療と術後補助療法．PEPARS **117**：94-100；2016.

6）Ogawa R, Yoshitatsu S, Yoshida K, et al. Is radiation therapy for keloids acceptable? The risk of radiation-induced carcinogenesis. Plast Reconstr Surg **124**(4)：1196-1201；2009.

7）日本放射線腫瘍学会．放射線治療計画ガイドライン（2016 年版）．pp375-379，金原出版，東京，2016.

8）Ogawa R, Miyashita T, Hyakusoku H, et al. Postoperative radiation protocol for keloids and hypertrophic scars：statistical analysis of 370 sites followed for over 18 months. Ann Plast Surg **59**(6)：688-691；2007.

9）小川　令，赤石諭史．【実践！よくわかる縫合の基本講座】瘢痕・ケロイドの手術における切開・縫合法の工夫．PEPARS **123**：61-68；2017.

10）Ogawa R, Akaishi S, Kuribayashi S, et al. Keloids and hypertrophic scars can now be cured completely：recent progress in our understanding of the pathogenesis of keloids and hypertrophic scars and the most promising current therapeutic strategy. J Nippon Med Sch **83**(2)：46-53；2016.

11）Suzuki S. Versatility of modified planimetric Z plasties in the treatment of scar with contracture. Br J Plast Surg **51**：363-369；1998.

12）宮下次廣．ケロイド　患者の思い，風評被害，小線源表在照射そして放射線単独治療．瘢痕・ケロイド **6**：4-5；2012.

IV 部位別治療指針

7 肩甲部

- 肩甲部の横方向に広がるケロイド・肥厚性瘢痕の多くは，痤瘡や小手術によるものが多い．
- 小さいもの（肥厚性瘢痕的性質[1]の強いもの）に対しては，副腎皮質ホルモンテープ剤や注射を用いる．
- 大きいものや複数あるもの，ケロイド的性質[1]の強いもの（JSS分類表16点以上）には，手術を選択してもよい．
- 手術を選択した場合は，術後放射線治療による併用療法を施行すべきである[2)～8)]．
- 内服治療など各種保存的治療を併用してもよい．
- レーザー治療やメイクアップセラピーなど各種保険外診療も考慮できる．
- 手術では，ケロイド・肥厚性瘢痕の直下の脂肪組織も切除し，皮下を吸収糸でしっかり縫合する．皮下を縫合した時点で，創縁が自然に密着する状態にしてから，真皮縫合を行うとよい[9)]．
- 創が長くなる場合は，Z形成術をいくつか入れると張力が解除されてよい[9)～11)]．
- 術後放射線治療は20 Gy/4分割/4日間程度を施行するとよい[8)]．
- 術後はテープ固定を最低6か月～1年行うとよい．接触皮膚炎を起こしにくい，シリコーンテープやジェルシートを使用するとよい．
- 手術適応のない高齢者では放射線単独治療（保険適用外）も検討できる[7)12)]．

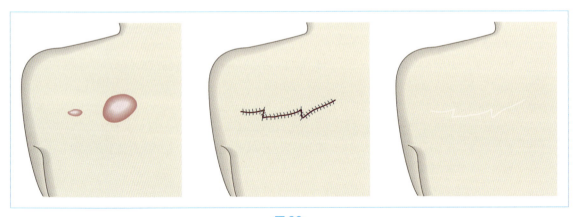

図39
手術によって創が長くなる場合は，Z形成術をいくつか入れると張力が分散されてよい．

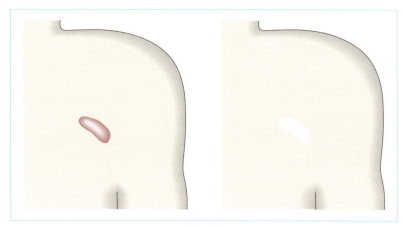

図 40 小さいもの(肥厚性瘢痕的性質の強いもの)に対しては，副腎皮質ホルモンテープ剤や注射を用いるとよい．

参考文献

1) Ogawa R, Akaishi S, Akita S, et al. JSW Scar Scale Working Group. Japan Scar Workshop(JSW)Scar Scale 2015.
Available online at；http://www.scar-keloid.com/pdf/JSW_Scar_Scale_2015_JP.pdf
2) 小川　令．【ケロイド・肥厚性瘢痕の治療—我が施設(私)のこだわり—】＜外科的治療編＞ケロイド・肥厚性瘢痕に対する外科的治療のトピックと今後の展開—張力の制御がケロイド・肥厚性瘢痕の治癒を促す—．PEPARS 117：48-56；2016．
3) 江野尻竜樹，野田和男，山脇聖子ほか．【ケロイド・肥厚性瘢痕の治療—我が施設(私)のこだわり—】＜外科的治療編＞トータルな整容的結果を重視した肥厚性瘢痕の外科的治療．PEPARS 117：57-65；2016．
4) 清水史明．【ケロイド・肥厚性瘢痕の治療—我が施設(私)のこだわり—】＜外科的治療編＞ケロイド・肥厚性瘢痕に対する外科的治療および術後補助療法—いわゆる重度ケロイドに対する治療戦略—．PEPARS 117：74-80；2016．
5) 村尾尚規，林　利彦，山本有平．【ケロイド・肥厚性瘢痕の治療—我が施設(私)のこだわり—】＜外科的治療編＞ケロイドの再発制御を目指した外科的治療と術後補助療法．PEPARS 117：94-100；2016．
6) Ogawa R, Yoshitatsu S, Yoshida K, Miyashita T. Is radiation therapy for keloids acceptable? The risk of radiation-induced carcinogenesis. Plast Reconstr Surg 124 (4)：1196-1201；2009．
7) 日本放射線腫瘍学会．放射線治療計画ガイドライン(2016年版)．pp375-379，金原出版，東京，2016．
8) Ogawa R, Miyashita T, Hyakusoku H, et al. Postoperative radiation protocol for keloids and hypertrophic scars：statistical analysis of 370 sites followed for over 18 months. Ann Plast Surg 59(6)：688-691；2007．

9）小川　令, 赤石諭史.【実践！よくわかる縫合の基本講座】瘢痕・ケロイドの手術における切開・縫合法の工夫. PEPARS **123**：61-68；2017.

10) Ogawa R, Akaishi S, Kuribayashi S, et al. Keloids and hypertrophic scars can now be cured completely：recent progress in our understanding of the pathogenesis of keloids and hypertrophic scars and the most promising current therapeutic strategy. J Nippon Med Sch **83**(2)：46-53；2016.

11) Suzuki S. Versatility of modified planimetric Z plasties in the treatment of scar with contracture. Br J Plast Surg **51**：363-369；1998.

12）宮下次廣. ケロイド　患者の思い, 風評被害, 小線源表在照射そして放射線単独治療. 瘢痕・ケロイド **6**：4-5；2012.

Ⅳ 部位別治療指針

8 関節部(手・肘・膝・足)

- 小さいものや手術など明らかな原因によるもの(肥厚性瘢痕的性質[1])の強いもの)に対しては,副腎皮質ホルモンテープ剤や注射を用いるとよい.
- 関節部の伸展方向に一致する手術瘢痕から生じたものは,幅が広くない場合は,全摘してZ形成術を行うとよい.
- 大きいものや複数あるもの,ケロイド的性質[1])の強いもの(JSS分類表16点以上)には,手術を選択してもよい.
- 手術を選択した場合は,術後放射線治療や副腎皮質ホルモン剤(注射やテープ剤)による併用療法を施行すべきである[2)8)].
- 内服治療など各種保存的治療を併用してもよい.
- レーザー治療やメイクアップセラピーなど各種保険外診療も考慮できる.
- 幅が広い場合は,全摘せずに,Z形成術や局所皮弁で瘢痕を分断するだけでも張力が解除される[9)〜11)].
- Z形成術で三角弁を縫合する場合,真皮縫合で三角弁を引っ張って寄せるのではなく,皮下縫合で自然に三角弁が入れ替わるような縫合をする[10)].
- 術後放射線治療は15 Gy/3分割/3日間程度が推奨される[8)].
- 術後の関節部の固定には,紙テープやシリコーンテープによる固定に加え,サポーターやニーブレースなどが便利である.

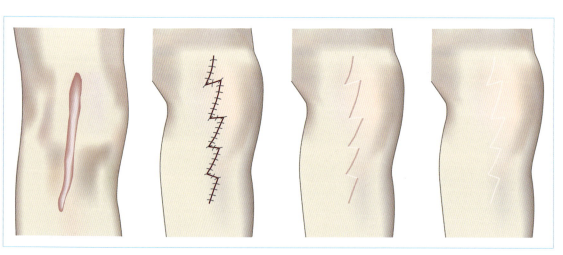

図41
関節部の伸展方向に一致する手術瘢痕から生じたものは,幅が広くない場合は,全摘出をしてZ形成術を行うとよい.

- ジェルシートなど厚みのあるもので固定する場合は，関節の可動で剥がれやすいので，サポーターやニーブレース，包帯などで上から圧迫固定をするとよい．

参考文献

1) Ogawa R, Akaishi S, Akita S, et al. JSW Scar Scale Working Group. Japan Scar Workshop (JSW) Scar Scale 2015.
Available online at：http://www.scar-keloid.com/pdf/JSW_Scar_Scale_2015_JP.pdf
2) 小川　令．【ケロイド・肥厚性瘢痕の治療―我が施設（私）のこだわり―】＜外科的治療編＞ケロイド・肥厚性瘢痕に対する外科的治療のトピックと今後の展開―張力の制御がケロイド・肥厚性瘢痕の治癒を促す―．PEPARS 117：48-56；2016.
3) 江野尻竜樹，野田和男，山脇聖子ほか．【ケロイド・肥厚性瘢痕の治療―我が施設（私）のこだわり―】＜外科的治療編＞トータルな整容的結果を重視した肥厚性瘢痕の外科的治療．PEPARS 117：57-65；2016.
4) 清水史明．【ケロイド・肥厚性瘢痕の治療―我が施設（私）のこだわり―】＜外科的治療編＞ケロイド・肥厚性瘢痕に対する外科的治療および術後補助療法―いわゆる重度ケロイドに対する治療戦略―．PEPARS 117：74-80；2016.
5) 村尾尚規，林　利彦，山本有平．【ケロイド・肥厚性瘢痕の治療―我が施設（私）のこだわり―】＜外科的治療編＞ケロイドの再発制御を目指した外科的治療と術後補助療法．PEPARS 117：94-100；2016.
6) Ogawa R, Yoshitatsu S, Yoshida K, et al. Is radiation therapy for keloids acceptable? The risk of radiation-induced carcinogenesis. Plast Reconstr Surg 124(4)：1196-1201；2009.
7) 日本放射線腫瘍学会．放射線治療計画ガイドライン（2016年版）．pp375-379，金原出版，東京，2016.
8) Ogawa R, Miyashita T, Hyakusoku H, et al. Postoperative radiation protocol for keloids and hypertrophic scars：statistical analysis of 370 sites followed for over 18 months. Ann Plast Surg 59(6)：688-691；2007.
9) Ogawa R, Akaishi S, Kuribayashi S, et al. Keloids and hypertrophic scars can now be cured completely：recent progress in our understanding of the pathogenesis of keloids and hypertrophic scars and the most promising current therapeutic strategy. J Nippon Med Sch 83(2)：46-53；2016.
10) 小川　令，赤石諭史．【実践！よくわかる縫合の基本講座】瘢痕・ケロイドの手術における切開・縫合法の工夫．PEPARS 123：61-68；2017.
11) Suzuki S. Versatility of modified planimetric Z plasties in the treatment of scar with contracture. Br J Plast Surg 51：363-369；1998.

IV 部位別治療指針

9 腹部（正中切開）

- 腹部正中切開では，腹直筋の運動で頭尾方向に皮膚が伸展されるため，ケロイドや肥厚性瘢痕が生じやすい[1]．
- 小さいもの（肥厚性瘢痕的性質[2]の強いもの）に対しては，副腎皮質ホルモンテープ剤や注射を用いる．
- 大きいものや複数あるもの，ケロイド的性質[2]の強いもの（JSS分類表16点以上）には，手術を選択してもよい．
- 手術を選択した場合は，術後放射線治療や副腎皮質ホルモン剤（注射やテープ剤）による併用療法を施行すべきである[3)~9)]．
- 内服治療など各種保存的治療を併用してもよい．
- レーザー治療など各種保険外診療も考慮できる．
- 手術では，年齢や，女性であれば出産希望の有無なども加味して適応を判断する．
- 創が長くなる場合は，Z形成術をいくつか入れると張力が解除されてよい[10)~12)]．
- 術後放射線治療は15 Gy/3分割/3日間程度が推奨される[9)]．
- 術後の腹部の固定には，各種テープ固定，ジェルシート固定に加え，腹帯や腰痛用コルセットが便利である[13)]．
- 術後半年～1年程度の固定が推奨される．
- 手術適応のない高齢者では放射線単独治療（保険適用外）も検討できる[8)14)]．

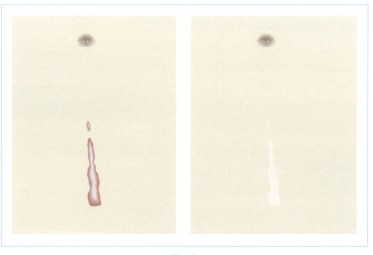

図42
保存的治療では，瘢痕の形状は残る．

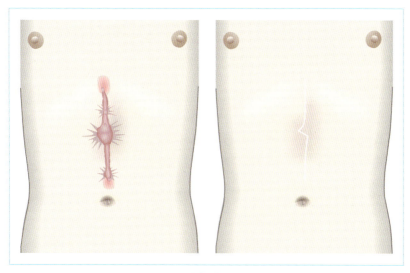

図 43
手術を選択した場合は，線状の瘢痕となる．

参考文献

1） Ogawa R, Akaishi S, Hyakusoku H. Differential and exclusive diagnosis of diseases that resemble keloids and hypertrophic scars. Ann Plast Surg **62**(6)：660-664；2009.
2） Ogawa R, Akaishi S, Akita S, et al. JSW Scar Scale Working Group. Japan Scar Workshop(JSW)Scar Scale 2015.
Available online at：http://www.scar-keloid.com/pdf/JSW_Scar_Scale_2015_JP.pdf
3） 小川　令．【ケロイド・肥厚性瘢痕の治療―我が施設（私）のこだわり―】＜外科的治療編＞ケロイド・肥厚性瘢痕に対する外科的治療のトピックと今後の展開―張力の制御がケロイド・肥厚性瘢痕の治癒を促す―．PEPARS **117**：48-56；2016.
4） 江野尻竜樹，野田和男，山脇聖子ほか．【ケロイド・肥厚性瘢痕の治療―我が施設（私）のこだわり―】＜外科的治療編＞トータルな整容的結果を重視した肥厚性瘢痕の外科的治療．PEPARS **117**：57-65；2016.
5） 清水史明．【ケロイド・肥厚性瘢痕の治療―我が施設（私）のこだわり―】＜外科的治療編＞ケロイド・肥厚性瘢痕に対する外科的治療および術後補助療法―いわゆる重度ケロイドに対する治療戦略―．PEPARS **117**：74-80；2016.
6） 村尾尚規，林　利彦，山本有平．【ケロイド・肥厚性瘢痕の治療―我が施設（私）のこだわり―】＜外科的治療編＞ケロイドの再発制御を目指した外科的治療と術後補助療法．PEPARS **117**：94-100；2016.
7） Ogawa R, Yoshitatsu S, Yoshida K, et al. Is radiation therapy for keloids acceptable? The risk of radiation-induced carcinogenesis. Plast Reconstr Surg **124**(4)：1196-1201；2009.
8） 日本放射線腫瘍学会．放射線治療計画ガイドライン（2016年版）．pp375-379，金原出版，東京，2016.

9）Ogawa R, Miyashita T, Hyakusoku H, et al. Postoperative radiation protocol for keloids and hypertrophic scars : statistical analysis of 370 sites followed for over 18 months. Ann Plast Surg **59**(6) : 688-691 ; 2007.

10）Ogawa R, Akaishi S, Kuribayashi S, et al. Keloids and hypertrophic scars can now be cured completely : recent progress in our understanding of the pathogenesis of keloids and hypertrophic scars and the most promising current therapeutic strategy. J Nippon Med Sch **83**(2) : 46-53 ; 2016.

11）小川　令，赤石諭史．【実践！よくわかる縫合の基本講座】瘢痕・ケロイドの手術における切開・縫合法の工夫．PEPARS **123** : 61-68 ; 2017.

12）Suzuki S. Versatility of modified planimetric Z plasties in the treatment of scar with contracture. Br J Plast Surg **51** : 363-369 ; 1998.

13）土佐眞美子，村上正洋，百束比古．帝王切開術後早期からのソフトシリコンジェルシート固定による肥厚性瘢痕予防効果の検討．瘢痕・ケロイド **7** : 18-20 ; 2013.

14）宮下次廣．ケロイド　患者の思い，風評被害，小線源表在照射そして放射線単独治療．瘢痕・ケロイド **6** : 4-5 ; 2012.

IV 部位別治療指針

10 腹部(その他)

- 腹部横切開では，ケロイドや肥厚性瘢痕は軽度の場合が多い．
- 内視鏡による臍部や腹部のケロイド・肥厚性瘢痕も多い．臍部では感染を合併することも多く，その場合は手術が第一選択となる．
- 小さいもの(肥厚性瘢痕的性質[1]の強いもの)に対しては，副腎皮質ホルモンテープ剤や注射を用いる．
- 大きいものや複数あるもの，ケロイド的性質[1]の強いもの(JSS分類表16点以上)には，手術を選択してもよい．
- 手術を選択した場合は，術後放射線治療や副腎皮質ホルモン剤(注射やテープ剤)による併用療法を施行すべきである[2)~8)]．
- 手術では，年齢や，女性であれば出産希望の有無なども加味して適応を判断する．
- 創が長くなる場合は，腹部中央にZ形成術を1か所入れると水平方向の張力が解除されてよい．
- 内服治療など各種保存的治療を併用してもよい．
- レーザー治療など各種保険外診療も考慮できる．
- 術後放射線治療は15 Gy/3分割/3日間程度が推奨される[8)]．
- 術後の腹部の固定には，各種テープ固定，ジェルシート固定に加え，腹帯や腰痛用コルセットが便利である[9)]．
- 術後半年~1年程度の固定が推奨される．
- 手術適応のない高齢者では放射線単独治療(保険適用外)も考慮できる[7)10)]．

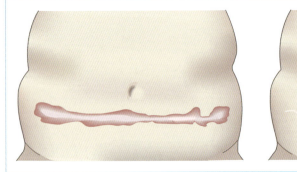
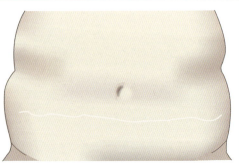

図44
腹部は皮膚に比較的余裕があるため，手術では全摘出できることが多い．

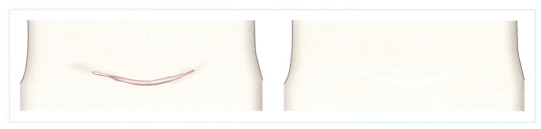

図 45
レーザー治療など各種保険外診療も考慮できる.

参考文献

1) Ogawa R, Akaishi S, Akita S, et al. JSW Scar Scale Working Group. Japan Scar Workshop(JSW)Scar Scale 2015.
Available online at：http://www.scar-keloid.com/pdf/JSW_Scar_Scale_2015_JP.pdf
2) 小川　令.【ケロイド・肥厚性瘢痕の治療―我が施設(私)のこだわり―】＜外科的治療編＞ケロイド・肥厚性瘢痕に対する外科的治療のトピックと今後の展開―張力の制御がケロイド・肥厚性瘢痕の治癒を促す―. PEPARS 117：48-56；2016.
3) 江野尻竜樹, 野田和男, 山脇聖子ほか.【ケロイド・肥厚性瘢痕の治療―我が施設(私)のこだわり―】＜外科的治療編＞トータルな整容的結果を重視した肥厚性瘢痕の外科的治療. PEPARS 117：57-65；2016.
4) 清水史明.【ケロイド・肥厚性瘢痕の治療―我が施設(私)のこだわり―】＜外科的治療編＞ケロイド・肥厚性瘢痕に対する外科的治療および術後補助療法―いわゆる重度ケロイドに対する治療戦略―. PEPARS 117：74-80；2016.
5) 村尾尚規, 林　利彦, 山本有平.【ケロイド・肥厚性瘢痕の治療―我が施設(私)のこだわり―】＜外科的治療編＞ケロイドの再発制御を目指した外科的治療と術後補助療法. PEPARS 117：94-100；2016.
6) Ogawa R, Yoshitatsu S, Yoshida K, et al. Is radiation therapy for keloids acceptable? The risk of radiation-induced carcinogenesis. Plast Reconstr Surg 124(4)：1196-1201；2009.
7) 日本放射線腫瘍学会. 放射線治療計画ガイドライン(2016 年版). pp375-379, 金原出版, 東京, 2016.
8) Ogawa R, Miyashita T, Hyakusoku H, et al. Postoperative radiation protocol for keloids and hypertrophic scars：statistical analysis of 370 sites followed for over 18 months. Ann Plast Surg 59(6)：688-691, 2007.
9) 土佐眞美子, 村上正洋, 百束比古. 帝王切開術後早期からのソフトシリコンジェルシート固定による肥厚性瘢痕予防効果の検討. 瘢痕・ケロイド 7：18-20；2013.
10) 宮下次廣. ケロイド　患者の思い, 風評被害, 小線源表在照射そして放射線単独治療. 瘢痕・ケロイド 6：4-5；2012.

Ⅳ 部位別治療指針

11 恥骨上部

- 恥骨上部では，毛囊炎から生じることが多い．
- 小さいもの（肥厚性瘢痕的性質[1]の強いもの）に対しては，副腎皮質ホルモンテープ剤や注射を用いる．
- 大きいものや複数あるもの，ケロイド的性質[1]の強いもの（JSS分類表16点以上）には，手術を選択してもよい．
- 毛孔の閉塞などにより感染を合併する場合は手術が第一選択となる．
- 手術を選択した場合は，術後放射線治療や副腎皮質ホルモン剤（注射やテープ剤）による併用療法を施行すべきである[2)~8)]．
- 内服治療など各種保存的治療を併用してもよい．
- 脱毛レーザーなども考慮できる（保険適用外）．
- 手術で創が長くなる場合は，Z形成術を入れて張力を分断するとよい[9)~11)]．
- 術後放射線治療は20 Gy/4分割/4日間程度が推奨される[8)]．
- 術後の固定には，各種テープ固定，ジェルシート固定を考慮する．
- 術後半年～1年程度の固定が推奨される．
- 手術適応のない高齢者では放射線単独治療（保険適用外）も考慮できる[7)12)]．

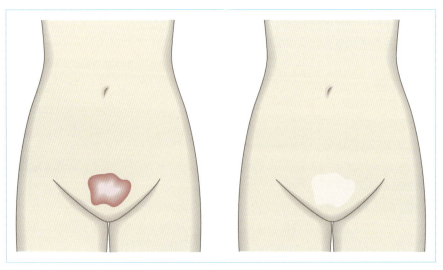

図46
保存的治療では，瘢痕の形状は残存する．感染を合併する場合は手術が第一選択となる．

参考文献

1) Ogawa R, Akaishi S, Akita S, et al. JSW Scar Scale Working Group. Japan Scar Workshop(JSW)Scar Scale 2015.
Available online at；http://www.scar-keloid.com/pdf/JSW_Scar_Scale_2015_JP.pdf
2) 小川　令．【ケロイド・肥厚性瘢痕の治療―我が施設（私）のこだわり―】＜外科的治療編＞ケロイド・肥厚性瘢痕に対する外科的治療のトピックと今後の展開―張力の制御がケロイド・肥厚性瘢痕の治癒を促す―．PEPARS **117**：48-56；2016.
3) 江野尻竜樹，野田和男，山脇聖子ほか．【ケロイド・肥厚性瘢痕の治療―我が施設（私）のこだわり―】＜外科的治療編＞トータルな整容的結果を重視した肥厚性瘢痕の外科的治療．PEPARS **117**：57-65；2016.
4) 清水史明．【ケロイド・肥厚性瘢痕の治療―我が施設（私）のこだわり―】＜外科的治療編＞ケロイド・肥厚性瘢痕に対する外科的治療および術後補助療法―いわゆる重度ケロイドに対する治療戦略―．PEPARS **117**：74-80；2016.
5) 村尾尚規，林　利彦，山本有平．【ケロイド・肥厚性瘢痕の治療―我が施設（私）のこだわり―】＜外科的治療編＞ケロイドの再発制御を目指した外科的治療と術後補助療法．PEPARS **117**：94-100；2016.
6) Ogawa R, Yoshitatsu S, Yoshida K, et al. Is radiation therapy for keloids acceptable? The risk of radiation-induced carcinogenesis. Plast Reconstr Surg **124**(4)：1196-1201；2009.
7) 日本放射線腫瘍学会．放射線治療計画ガイドライン（2016年版）．pp375-379，金原出版，東京，2016.
8) Ogawa R, Miyashita T, Hyakusoku H, et al. Postoperative radiation protocol for keloids and hypertrophic scars：statistical analysis of 370 sites followed for over 18 months. Ann Plast Surg **59**(6)：688-691；2007.
9) Ogawa R, Akaishi S, Kuribayashi S, et al. Keloids and hypertrophic scars can now be cured completely：recent progress in our understanding of the pathogenesis of keloids and hypertrophic scars and the most promising current therapeutic strategy. J Nippon Med Sch **83**(2)：46-53；2016.
10) 小川　令，赤石諭史．【実践！よくわかる縫合の基本講座】瘢痕・ケロイドの手術における切開・縫合法の工夫．PEPARS **123**：61-68；2017.
11) Suzuki S. Versatility of modified planimetric Z plasties in the treatment of scar with contracture. Br J Plast Surg **51**；363-369；1998.
12) 宮下次廣．ケロイド　患者の思い，風評被害，小線源表在照射そして放射線単独治療．瘢痕・ケロイド **6**：4-5；2012.

IV 部位別治療指針

12 その他

- 稀ではあるが，顔面や外陰部，足底などに，ケロイドや肥厚性瘢痕が生じることがある．
- 小さいもの(肥厚性瘢痕的性質[1]の強いもの)に対しては，副腎皮質ホルモンテープ剤や注射を用いる．
- 大きいものや複数あるもの，ケロイド的性質[1]の強いもの(JSS分類表16点以上)には，手術を選択してもよい．
- 手術を選択した場合は，術後放射線治療や副腎皮質ホルモン剤(注射やテープ剤)による併用療法を施行すべきである[2)〜8)]．
- 内服治療など各種保存的治療を併用してもよい．
- レーザー治療など各種保険外診療も考慮できる．
- 術後放射線治療は適宜判断する．
- 術後の固定には，各種テープ固定，ジェルシート固定を考慮する．

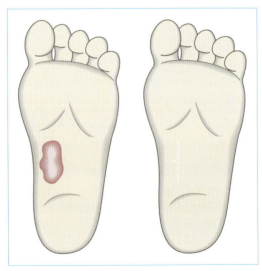

図47
稀ではあるが，顔面や外陰部，足底などにケロイドや肥厚性瘢痕が生じることがあり，臨機応変に保存的治療や手術を行う．

参考文献

1）Ogawa R, Akaishi S, Akita S, et al. JSW Scar Scale Working Group. Japan Scar Workshop(JSW)Scar Scale 2015.
Available online at；http://www.scar-keloid.com/pdf/JSW_Scar_Scale_2015_JP.pdf

2）小川　令．【ケロイド・肥厚性瘢痕の治療―我が施設（私）のこだわり―】＜外科的治療編＞ケロイド・肥厚性瘢痕に対する外科的治療のトピックと今後の展開―張力の制御がケロイド・肥厚性瘢痕の治癒を促す―．PEPARS 117：48-56；2016.

3）江野尻竜樹，野田和男，山脇聖子ほか．【ケロイド・肥厚性瘢痕の治療―我が施設（私）のこだわり―】＜外科的治療編＞トータルな整容的結果を重視した肥厚性瘢痕の外科的治療．PEPARS 117：57-65；2016.

4）清水史明．【ケロイド・肥厚性瘢痕の治療―我が施設（私）のこだわり―】＜外科的治療編＞ケロイド・肥厚性瘢痕に対する外科的治療および術後補助療法―いわゆる重度ケロイドに対する治療戦略―．PEPARS 117：74-80；2016.

5）村尾尚規，林　利彦，山本有平．【ケロイド・肥厚性瘢痕の治療―我が施設（私）のこだわり―】＜外科的治療編＞ケロイドの再発制御を目指した外科的治療と術後補助療法．PEPARS 117：94-100；2016.

6）Ogawa R, Yoshitatsu S, Yoshida K, Miyashita T. Is radiation therapy for keloids acceptable? The risk of radiation-induced carcinogenesis. Plast Reconstr Surg **124**(4)：1196-1201；2009.

7）日本放射線腫瘍学会．放射線治療計画ガイドライン（2016 年版）．pp375-379，金原出版，東京，2016.

8）Ogawa R, Miyashita T, Hyakusoku H, et al. Postoperative radiation protocol for keloids and hypertrophic scars：statistical analysis of 370 sites followed for over 18 months. Ann Plast Surg **59**(6)：688-691；2007.

Key Word Index

あ行

悪性腫瘍 ……………………… 1, 3
足 ………………………………… 80
圧迫療法 ……………………… 36
アレルギー性接触皮膚炎 …… 25
安静 …………………………… 34
一般施設 ……………………… 19
異物肉芽腫 …………………… 38
鬱状態 ………………………… 56
運動負荷 ……………………… 4
エクラー®プラスター ……… 24
エラストグラフィー ………… 7
炎症 …………………………… 4
炎症性サイトカイン ………… 4
黄色肉芽腫 …………………… 2

か行

ガーメント …………………… 36
外陰部 ………………………… 90
下顎部 ………………………… 66
確定診断 ……………………… 2, 3
画像診断 ……………………… 7
肩 ……………………………… 76
硬さ …………………………… 7
カバーメイク ………………… 54
下腹部 ………………………… 88
紙テープ ……………………… 34
間質性肺炎 …………………… 33
関節部 ………………………… 80
鑑別診断 …………………… 1, 2, 3, 4, 7
顔面 …………………………… 90
キシロカイン ………………… 26
偽閉経療法 …………………… 4
吸収糸 ………………………… 38
胸帯 ………………………… 69, 71
胸部正中切開 ………………… 68
胸部横切開 …………………… 70
局所皮弁 ……………………… 44
偽リンパ腫 …………………… 2
筋膜縫合 ……………………… 39
クライオセラピー …………… 58
クリーム ……………………… 30
くり抜き法 ……………… 40, 62

グレード分類 ………………… 4
楔状切除 ……………………… 64
ケナコルト-A® ……………… 26
ケミカルメディエーター …… 32
肩甲部 ………………………… 76
抗炎症作用 …………………… 32
高血圧 ………………………… 4
膠原線維 ……………………… 5
拘縮解除効果 ………………… 44
抗腫瘍薬 ……………………… 58
高齢者 ………………………… 48
固定 …………………………… 34
ゴム …………………………… 36
コルセット ………………… 36, 86

さ行

柴苓湯 ………………………… 32
サポーター ………………… 36, 80
三角弁 ………………………… 42
ジェルシート ………………… 34
耳介耳垂部 …………………… 64
耳介軟骨部 ……………… 40, 62
自家脂肪移植 ………………… 59
自家脂肪注入 ………………… 59
色素脱失 ……………………… 58
色素レーザー ………………… 50
刺激性接触皮膚炎 …………… 25
耳垂 …………………………… 64
脂肪移植 ……………………… 59
脂肪注入 ……………………… 59
社会的ケア …………………… 56
社会福祉協議会 ……………… 56
術後放射線治療 ……………… 46
硝子化 ………………………… 5
上肢帯 ………………………… 76
照射回数 …………………… 46, 48
照射範囲 …………………… 46, 48
小線源治療 ………………… 47, 48
小児 ……………………… 19, 20, 21
上腕部 ………………………… 74
除外診断 …………………… 1, 2, 3
植皮 …………………………… 44
シリコーンクリーム ………… 30
シリコーンジェル …………… 30
シリコーンジェルシート …… 34
シリコーンテープ …………… 34
深筋膜 ………………………… 39

診断 …………………………… 1
真皮結節 ……………………… 5
真皮乳頭層 …………………… 5
真皮縫合 ……………………… 38
真皮網状層 ……………… 5, 38
心理サポート ………………… 56
ステロイド ……………… 24, 26, 30
ステロイド痤瘡 ……… 25, 28, 31
ステロイド注射 ……………… 26
ステロイドテープ …………… 24
スポーツ ………………… 19, 21
スポットサイズ ……………… 50
生活習慣 ………………… 19, 21
成人 ……………………… 19, 20, 21
精神的改善 …………………… 54
精神的ケア …………………… 56
精神的問題 …………………… 56
正中切開 ………………… 68, 82
生物学的実効線量 ……… 46, 48
生理不順 ……………………… 27
切開線の方向 ………………… 42
接触皮膚炎 …………………… 25
背中 …………………………… 76
前胸部 …………………… 68, 70
浅筋膜 ………………………… 39
線種 ……………………… 47, 48
染色 …………………………… 5
全摘生検 ……………………… 2, 3
専門施設 ……………………… 21
線量 ……………………… 46, 48
足底 …………………………… 90
組織内照射 …………………… 47

た行

大胸筋 …………………… 68, 70
対人不安 ……………………… 56
脱毛 …………………………… 88
縦切開 …………………… 68, 82
炭酸ガスレーザー …………… 50
恥骨上部 ……………………… 88
注射の打ち方 ………………… 26
超音波 ………………………… 7
超音波エラストグラフィー … 7
張力 ………………… 4, 38, 42
チンキャップ …………… 36, 66
手 ……………………………… 80
低用量 5-FU ………………… 58

テープ ……………………………… 34	病理診断 ………………………………… 5	リハビリメイク® ……………………… 54
デプロドンプロピオン酸	ファンデーション …………………… 55	隆起性皮膚線維肉腫 …………………… 3
エステル ……………………… 24	部位別プロトコル …………………… 47	良性腫瘍 …………………………… 1, 2
電子線 ……………………………… 46, 48	副腎皮質ホルモン外用剤 ………… 30	臨床診断 ………………………………… 4
凍結スプレー …………………………… 58	副腎皮質ホルモン剤 ……… 24, 26, 30	レーザー治療 ………………………… 50
凍結療法 ………………………………… 58	副腎皮質ホルモン注射剤 ………… 26	ロングパルス Nd：
凍傷 ……………………………………… 58	副腎皮質ホルモンテープ剤 ……… 24	YAG レーザー ………………… 50
島状皮弁 ………………………………… 44	腹帯 ……………………………… 36, 86	ロングパルス色素レーザー ……… 50
特殊部位 ………………………………… 90	腹直筋 ………………………………… 86	**B ～ D**
トラウマ ………………………………… 56	腹部 …………………………………… 86	BCG ………………………………… 74
トラニラスト …………………………… 32	腹部正中切開 ………………………… 82	BED …………………………… 46, 48
トリアムシノロンアセトニド	腹部横切開 …………………………… 86	CO_2 レーザー ……………………… 50
……………………………………… 26	部分生検 …………………………… 2, 3	collagen ……………………………… 5
ドレニゾン® テープ ………………… 24	部分切除 ……………………………… 40	core excision ……………………… 62
な 行	フラクショナルレーザー ………… 50	cryotherapy ……………………… 58
軟膏 ……………………………………… 30	ブラジャー ……………………… 69, 71	CT …………………………………… 7
軟骨膜 …………………………………… 62	フルーエンス ………………………… 50	Cushing 症候群 …………………… 27
ニーブレース ……………………… 36, 80	フルドロキシコルチド …………… 24	dermal nodule ……………………… 5
肉体労働 ……………………………… 19, 21	分類 ……………………………………… 1	dermatofibrosarcoma
二次性発がん ……………………… 46, 48	ヘパリン類似物質 …………………… 30	protuberans；DFSP ……… 3
乳頭層 …………………………………… 5	膀胱炎症状 …………………………… 33	**H ～ K**
妊娠 ……………………………………… 4	縫合糸膿瘍 …………………………… 38	HLLT ……………………………… 50
は 行	放射線 1 次治療 ……………………… 48	hyalinizaed collagen ……………… 5
バイオマーカー ………………………… 4	放射線単独治療 ……………………… 48	IL-6 ………………………………… 4
背部 ……………………………………… 76	包帯 ……………………………… 36, 80	keloidal collagen …………………… 5
剝離 ……………………………………… 38	保湿 …………………………………… 30	**L ～ N**
瘢痕癌 …………………………………… 3	ボツリヌス毒素療法 ……………… 59	LLLT ……………………………… 50
瘢痕拘縮 ………………………………… 44	ボトックス® ………………………… 59	mixed tumor of the skin ………… 2
皮下縫合 ………………………………… 38	ポリエチレンジェルシート ……… 34	MRI ………………………………… 7
非吸収糸 ………………………………… 38	ポリグラクチン糸 …………………… 38	Nd：YAG レーザー ……………… 50
膝 ………………………………………… 80	ポリジオキサノン糸 ……………… 38	NSAIDs …………………………… 30
肘 ………………………………………… 80	**ま 行**	**O ～ S**
ヒスタミン ……………………………… 32	無色素性悪性黒色腫 ………………… 3	ODT ………………………………… 24
非ステロイド系抗炎症剤 …………… 30	メイクアップセラピー …………… 54	perudolymphoma ………………… 2
非典型部位 ……………………………… 90	メイクアップ治療 …………………… 54	squamous cell carcinoma；SCC
皮膚移植術 ……………………………… 44	メディカルメイク …………………… 54	……………………………………… 3
皮膚茎皮弁 ……………………………… 44	毛細血管拡張 ……………… 25, 27, 31	**W ～ Z**
皮膚混合腫瘍 …………………………… 2	網状層 ………………………………… 5	wedge excision …………………… 64
皮膚線維腫 ……………………………… 2	モールド照射 ………………………… 47	xanthogranuloma ………………… 2
皮膚平滑筋腫 …………………………… 2	**や 行**	Z 形成術 ………………… 38, 42, 70, 80
皮膚リンパ球腫 ………………………… 2	有棘細胞癌 …………………………… 3	**数字**
皮弁 ………………………………… 41, 44	腰痛用コルセット …………………… 86	45°Z 形成術 ……………………… 42
評価 ……………………………………… 1	予防接種 ……………………………… 74	5-FU ……………………………… 58
表皮 ……………………………………… 5	**ら 行**	60°Z 形成術 ……………………… 42
表皮損傷 ………………………………… 34	ランダム化比較試験 ……………… 32	
表皮囊腫 ………………………………… 38	リザベン® …………………………… 32	

ケロイド・肥厚性瘢痕 診断・治療指針 2018

2018年7月10日 第1版第1刷発行(検印省略)

編 集　瘢痕・ケロイド治療研究会
発行者　末 定 広 光
発行所　株式会社 全日本病院出版会
　　　　東京都文京区本郷3丁目16番4号7階
　　　　郵便番号 113-0033　電話（03）5689-5989
　　　　　　　　　　　　　FAX（03）5689-8030
　　　　郵便振替口座　00160-9-58753
　　　　印刷・製本　三報社印刷株式会社

©ZEN-NIHONBYOIN SHUPPAN KAI, 2018.

・本書に掲載する著作物の複製権・翻訳権・上映権・譲渡権・公衆送信権（送信可能化権を含む）は株式会社全日本病院出版会が保有します．
・JCOPY ＜(社)出版者著作権管理機構 委託出版物＞
本書の無断複写は著作権法上での例外を除き禁じられています．複写される場合は，そのつど事前に，(社)出版者著作権管理機構（電話 03-3513-6969, FAX03-3513-6979, e-mail：info@jcopy.or.jp）の許諾を得てください．
本書をスキャン，デジタルデータ化することは複製に当たり，著作権法上の例外を除き違法です．代行業者等の第三者に依頼して同行為をすることも認められておりません．

定価はカバーに表示してあります．
ISBN 978-4-86519-247-6　C3047